Kohlhammer

Angelika A. Schlarb
Unter Mitarbeit von
Julia Schmidt

KiSS
Begleit- und Arbeitsbuch
für Eltern und Kinder

Das Training für Kinder von 5 bis 10 Jahren
mit Schlafstörungen

Verlag W. Kohlhammer

1. Auflage 2014

Alle Rechte vorbehalten
© 2014 W. Kohlhammer GmbH Stuttgart
Umschlag: Gestaltungskonzept Peter Horlacher
Umschlagabbildung: © Alan Heartfield; Yvonne Bogdanski;
Alexander Vasilyev; Allisija Hallgerd; Valus Vitaly
Zeichnungen: Andreas Urra
Gesamtherstellung:
W. Kohlhammer Druckerei GmbH + Co. KG, Stuttgart
Printed in Germany

ISBN 978-3-17-021539-9

Zu diesem Buch

Dieses Buch ist als *Begleitbuch zum Training KiSS* gedacht. Das Trainingsprogramm KiSS wurde entwickelt, um Fachkollegen schlaftherapeutisches Behandlungsmaterial zur Verfügung zu stellen und so die Versorgungslage von Schlafstörungen im Kindesalter zu verbessern. Für die Durchführung des Behandlungsprogramms ist ein ausgebildeter und erfahrener Therapeut/Trainer notwendig. Dieses Buch stellt kein Selbstlerntraining dar, sondern sollte unter fachkundiger Anleitung umgesetzt werden.

Inhalt

Content⁺PLUS

Folgende Materialien erhalten Sie im Shop des Kohlhammer-Verlags
unter ContentPLUS. Weitere Informationen hierzu finden Sie auf der
vorderen Umschlaginnenseite.

- Zu den Schlafprotokollen:
  - Anleitung
  - Schlafprotokoll Eltern
  - Schlafprotokoll Kind
- Geschichtensammlung
- Präsentation zu den Elternsitzungen
- Kindermappe

Sitzung 1 (E1): Informationen rund um den Schlaf

Begrüßung und Einführung

Liebe Eltern,
wir begrüßen Sie und Ihr Kind herzlich bei unserem Schlaftraining. Hier die wichtigsten Informationen im Überblick:

Das Programm soll ...

- Ihrem *Kind* helfen, mit seinen Schlafproblemen anders als bisher umzugehen und es dabei unterstützen, einen gesunden Schlaf zu finden.
- Ihnen als *Eltern* Möglichkeiten aufzeigen, wie Sie Ihr Kind dabei unterstützen und begleiten können.
- Ihrer *Familie* helfen, mit Belastungen, die durch das Schlafproblem Ihres Kindes entstehen, besser umzugehen.

Programmziele

Wir führen das Programm auch in der Gruppe durch, weil dann Kinder wie Eltern die Möglichkeit haben, sich über mögliche Lösungen auszutauschen, sich gegenseitig zu motivieren und modellhaft von den anderen Teilnehmern zu lernen.

Das Programm beinhaltet ...

Das Programm verbindet Techniken der Verhaltens- und der Hypnotherapie (Imaginationstechniken), um die Vorteile beider Verfahren, die sich als hilfreich zur Verbesserung von Schlafproblemen erwiesen haben, zu nutzen.

Programmelemente, Kombination VT + Imagination

   Die *Verhaltenstherapie* zeichnet sich in diesem Training durch ein strukturiertes Vorgehen aus, das sich vor allem auf die Schlafumgebung, die Gewohnheiten vor dem Schlafengehen und das schlafbezogene Erziehungsverhalten bezieht. Der Schwerpunkt der Elternsitzungen wird auf der Vermittlung und Einübung solcher verhaltenstherapeutischer Strategien liegen.

Verhaltenstherapie

   Die Arbeit mit *Imaginationsbildern* oder auch mit der *modernen Hypnotherapie* wird in den Kindersitzungen stattfinden. Hier wird das ursprüngliche Vermögen des Menschen genutzt, sich ganz auf eine Sache

Imaginatives Arbeiten

zu konzentrieren. Wahrscheinlich haben Sie den folgenden Zustand auch schon einmal erlebt: z. B. beim Zug- oder Autofahren kommt es vor, dass wir einige Augenblicke sehr intensiv an etwas denken und Dinge in unserer Umgebung nicht mehr bewusst wahrnehmen – Sie haben sich vielleicht auch schon gefragt, ob die Ampel, über die Sie gerade gefahren sind, eigentlich grün war. Kinder erleben einen solchen Zustand häufig beim Spielen oder Lesen – Sie merken das dann daran, dass Sie Ihr Kind ansprechen, es Sie aber nicht zu hören scheint. Dies sind typische Situationen, in denen wir uns in einer ganz natürlichen Art von »Trance« befinden. Mit der Trance erlernen die Kinder einerseits eine Möglichkeit, sich zu entspannen und dadurch besser und schneller zu schlafen. Andererseits werden während der Imaginationsübungen therapeutische Geschichten erzählt, die typische Probleme bei kindlichen Schlafstörungen ansprechen und Lösungsmöglichkeiten aufzeigen. Die Erfahrung hat gezeigt, dass Kindern diese Art des Lernens in der Regel leicht fällt und gleichzeitig viel Freude macht.

Bitte beachten ...

Damit Sie möglichst gut von unserem Programm profitieren können, bitten wir Sie, folgende Punkte zu beachten:

Eltern

- Kommen Sie zu den Sitzungen bitte *regelmäßig und pünktlich*. Bringen Sie auch Ihr Kind rechtzeitig zu seinen Terminen. Sollten Sie oder Ihr Kind einmal nicht kommen können, bitten wir Sie um eine telefonische Abmeldung.
- Kommen Sie *möglichst zu zweit* (Eltern) zu den Elternterminen. Versuchen Sie, für Ihr Kind eine Betreuung zu organisieren – Elterntermine sind nur für Eltern gedacht.
- Regen Sie Ihr Kind zur regelmäßigen Teilnahme an dem Schlaftraining an. Das beinhaltet auch, dass die »Hausaufgaben« gemacht werden. Wir bitten dazu die Kinder wie die Eltern um Mitarbeit – auch zuhause.
- Bringen Sie bitte zu Ihren Terminen dieses Begleitheft mit.

In diesem Begleitheft finden Sie die Inhalte und Themen aller Kinder- (K1, K2, K3) und Elternsitzungen (E1, E2, E3). So können Sie die hier behandelten Themen und Übungen zuhause in Ruhe nachlesen und vertiefen.

 … weist auf eine Übung hin, die Sie in der Regel zuhause bearbeiten oder dort wiederholen sollen.

 … weist auf eine Übung hin, die Sie während der Sitzung in der Gruppe bearbeiten sollen.

Kurze Stichworte sind zur Orientierung an am äußeren Rand des Buches zu finden.

Stichworte für Eltern

Bei Fragen aller Art nehmen Sie bitte Kontakt zu uns auf!
Wir wünschen Ihnen und Ihrem Kind nun viel Spaß und Erfolg mit unserem Schlaftraining!

Ihr KiSS-Team

Literaturempfehlungen

Falls Sie sich ergänzend zu unserem Programm noch weiter informieren wollen, finden Sie hier einige Ratgeber, die wir Ihnen empfehlen können.

Literatur

Brett, D. (2007). Anna zähmt die Monster. Therapeutische Geschichten für Kinder. Salzhausen: Iskopress.
Ferber, R. (1996). Schlaf, Kindlein, schlaf. Schlafprobleme bei Kindern. 2. Auflage. Kehl: Edition Trobisch.
Kahn, A. (2001). Die Schlafschule. Mein Kind lernt schlafen. München: dtv.
Rabenschlag, U. (2001). So finden Kinder ihren Schlaf. Informationen und Hilfen für Eltern. Freiburg: Herder.

Gruppenregeln

 Schweigepflicht

 Pünktlichkeit

 Sich gegenseitig zuhören

 Recht auf eigene Meinung

 Fragen haben Vorrang

Sitzung 1 – Inhaltlicher Einstieg

1.1 Der kindliche Schlaf

Der menschliche Schlaf läuft in Zyklen ab, die sich nachts mehrmals wiederholen. In jedem Zyklus werden verschiedene Schlafstadien durchschritten, die sich hinsichtlich ihrer Aufgabe und ihrer Schlaftiefe unterscheiden. Im REM-Schlaf (von engl. rapid eye movements, den

Non-REM-Schlaf und REM-Schlaf

raschen Augenbewegungen, die hier zu beobachten sind, REM-Stadium) zeigt das Gehirn eine hohe Aktivität, fast wie im Wachzustand. Er wird häufig auch als Traumschlaf oder aktiver Schlaf bezeichnet. Den Non-REM-Schlaf (Stadien I–III) nennt man auch den ruhigen Schlaf. Hier ruht sich das Gehirn aus (trotzdem träumen wir auch in diesen Phasen).

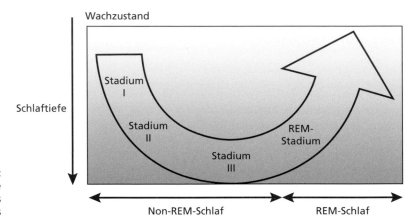

Abb. 1:
Schematische
Darstellung eines
Schlafzyklus

Die Länge eines Schlafzyklus beträgt beim Neugeborenen etwa 45 Minuten, beim Erwachsenen etwa 90 Minuten. Danach beginnt der nächste Zyklus – es folgt Zyklus auf Zyklus.

Nicht nur die Zykluslänge ist bei Kindern und Erwachsenen verschieden, auch die Gesamtschlafdauer verändert sich über die ganze Kindheit hinweg. ► **Abbildung 2** zeigt die durchschnittliche Schlafdauer vom Neugeborenen bis zum Jugendalter.

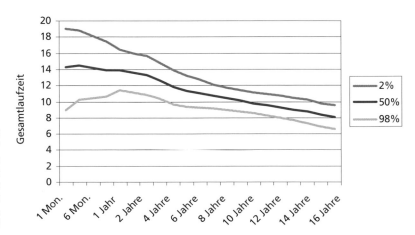

Abb. 2:
Entwicklung der
Gesamtschlafzeit von
1 Monat bis zum
Alter von 16 Jahren
(in Anlehnung an
Iglowstein et al.,
2003)

12

1.2 Aufgaben des Schlafs

Schlafen ist lebensnotwendig – für jeden von uns. Bisher sind jedoch vermutlich nicht alle Aufgaben bekannt, die der Schlaf übernimmt. Im Folgenden finden Sie die wichtigsten der bereits bekannten Aufgaben unseres Schlafs (modifiziert nach Rabenschlag 2001):

- *Erholung und Regeneration.* Schlafen ist eine Kraftquelle für Körper und Geist. Guter Schlaf ist daher die Voraussetzung dafür, dass Ihr Kind tagsüber die körperlichen Aufgaben, wie z. B. Sportunterricht, Herumtoben mit anderen Kindern, ebenso wie die geistigen Aufgaben wie z. B. Konzentration in der Schule oder bei den Hausaufgaben, meistern kann. Diese Erholung findet vor allem in den Stadien I bis III statt (Non-REM-Schlaf).

  Erholung und Regeneration

- *Informationsverarbeitung.* Alles, was Ihr Kind tagsüber lernt, z. B. in der Schule oder auch in der Freizeit (Musikunterricht, Sport etc.), wird im Schlaf gefestigt. Damit Ihr Kind erfolgreich lernen kann, muss es also gut und ausreichend schlafen. Für diese Informationsverarbeitung ist vor allem der Tiefschlaf und REM-Schlaf zuständig.

  Informationsverarbeitung

- *Schutzfunktion.* Der Schlafzyklus in ▸ **Abbildung 1** zeigt, dass wir nachts regelmäßig in einen leichten Schlaf kommen, aus dem wir schnell aufwachen können. Falls irgendeine Gefahr droht, können wir diese dann besser wahrnehmen (z. B. den Geruch von Feuer) und uns schützen.

  Schutz

- *Entwicklung.* Bestimmte Stoffe sind nur im Schlaf aktiv, so z. B. das Wachstumshormon. Der Schlaf sorgt somit auch dafür, dass Ihr Kind wachsen und sich entwickeln kann.

  Entwicklung

Die vielfältigen Aufgaben des Schlafs erklären, weshalb sich Schlafstörungen auf so viele Lebensbereiche und auf so unterschiedliche Weise auswirken können. Schlechter oder zu wenig Schlaf kann demnach dazu führen, dass Ihr Kind tagsüber erschöpft und müde ist, Konzentrationsprobleme, Lernschwierigkeiten oder auch soziale und emotionale Probleme (wie z. B. Ängstlichkeit) zeigt.

1.3 Der Zusammenhang von Schlaf und dem Verhalten am Tag

1.3.1 Der Schlafdruck-Teufelskreis

Ein Schlafdefizit kann vielfältige Auswirkungen auf das Verhalten und Empfinden Ihres Kindes tagsüber haben. Zu wenig Schlaf hat immer

Sitzung 1

13

einen erhöhten Schlafdruck bzw. erhöhte Müdigkeit zur Folge. Dadurch werden Tätigkeiten, die hohe Aufmerksamkeit, Konzentration oder Kreativität erfordern, erschwert oder ganz verhindert.

Da sich Müdigkeit bei Beschäftigungen mit einem geringen Erregungsniveau (z. B. Zuhören in der Schule) besonders bemerkbar macht, versucht das Kind, dies auszugleichen: Es sucht Anregung, was sich auf vielfältige Weise zeigen kann. Häufig sind zum Beispiel ein auffallender Bewegungsdrang – auch in Situationen, in denen dies nicht angemessen ist – oder disziplinloses Verhalten (die sogenannte »aktive Stimulation«). Viele Kinder versuchen ihre Müdigkeit mit Fernsehen oder Video-/Computerspielen zu bekämpfen (die sogenannte »passive Stimulation«). Beide Formen der Anregung wirken sich wiederum negativ auf den Schlaf aus, weil sie das Kind so stark anregen, dass es am Abend Probleme hat, sich wieder zu entspannen und zu beruhigen. ► **Abbildung 3** veranschaulicht diesen Zusammenhang.

Die Selbstanregung ist ein Grund dafür, dass einige Kinder mit Schlafproblemen tagsüber nicht durch Müdigkeit auffallen. Bei diesen Kindern wird die schwere Weckbarkeit am Morgen als wichtiger Hinweis auf Schlafprobleme angesehen.

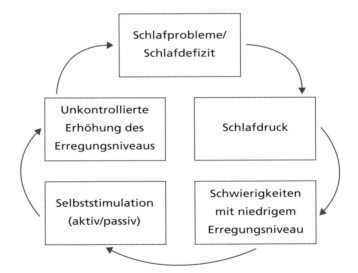

Abb. 3:
Der Schlafdruck-Teufelskreis in Anlehnung an Rabenschlag (2001)

1.4 Schlafstörungen und beeinflussende Faktoren

1.4.1 Häufigkeit

Ihr Kind und Sie sind weniger alleine als Sie vielleicht denken: Kindliche Schlafstörungen sind häufiger als allgemein angenommen wird. Verschiedene Untersuchungen zeigen, dass zwischen 15 und 25 % der Kinder im Vor- und Grundschulalter betroffen sind.

Häufigkeit von Schlafstörungen

1.4.2 Arten von Schlafstörungen

Man unterscheidet im Groben fünf Kategorien von Schlafstörungen:

1. Insomnien: Einschlafprobleme, Durchschlafprobleme, frühes Erwachen am Morgen, schlechte Schlafqualität
2. Schlafbezogene Atemstörung: Störung des Schlafs durch erschwertes Atmen und/oder Atemaussetzer (Schlafapnoe)
3. Hypersomnie: erhöhtes Schlafbedürfnis
4. Störungen des Schlafrhythmus: Schlafen und Wachsein zu unüblichen und/oder unerwünschten Zeiten
5. Parasomnien: Alpträume, Schlafwandeln etc.

Im KiSS-Training werden insbesondere Schlafprobleme behandelt, die bei einer Insomnie auftreten.

1.4.3 Beeinflussende Faktoren

Woher kommen kindliche Schlafprobleme? Das »Schlafrad« (▶ **Abbildung 4**) zeigt, welche Faktoren den Schlaf Ihres Kindes ungünstig beeinflussen können.

Sitzung 1

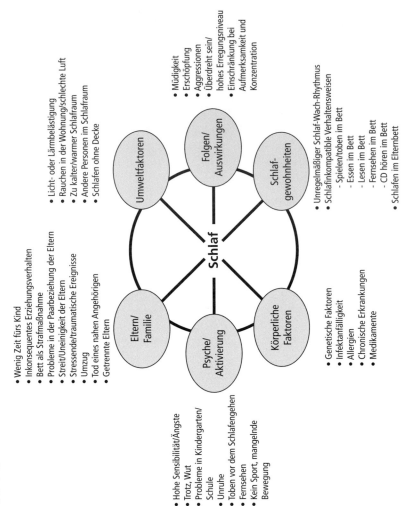

Abb. 4:
Auswahl an Einfluss-
faktoren auf den
kindlichen Schlaf

1.4.4 Übung für die Eltern

Nehmen Sie sich etwas Zeit, um zu überprüfen, welche Faktoren bei Ihnen und Ihrem Kind eine Rolle spielen könnten. Kreuzen Sie an, was Ihrer Meinung nach zutrifft und ergänzen Sie nicht aufgeführte Punkte, wenn sie Ihnen bedeutsam erscheinen. Machen Sie die Übung am besten mit Ihrem Partner und tauschen Sie sich aus. Sie können dies noch einmal zuhause überprüfen bzw. reflektieren.

16

1.5 Regeln und Rituale für einen guten Schlaf

1.5.1 Tagesrückblick

Dies soll dazu dienen, vor dem Schlafengehen nochmals kurz sowohl schöne als auch belastende Tagesereignisse durchzugehen und sie bis zum Morgen an diesem Platz zu lassen und nicht mit ins Bett zu nehmen. Das für Schlafstörungen typische Grübeln im Bett soll dadurch verhindert werden.

Lassen auch Sie Ihre eigenen Erfahrungen des Tages mit dem Kind einfließen. So können Sie ein Vorbild sein und es Ihrem Kind erleichtern, von seinem Tag zu sprechen.

Orientieren Sie sich bei dem Tagesrückblick an folgenden Fragen:

- Was war heute schwierig?
- Was hat Spaß gemacht?
- Was hat Ihr Kind gut gemacht?
- Wo hat es heute ein Lob verdient?

Überlegen Sie mit Ihrem Kind, welche Lösungen es für eventuelle Probleme gibt. Ist es zu diesem Zeitpunkt nicht möglich, eine Lösung zu finden (z. B. weil keine Zeit mehr ist), vereinbaren Sie mit Ihrem Kind, wann Sie sich um dieses Problem kümmern werden (z. B. am nächsten Tag). Bei Sorgen, die immer mal wieder auftreten, weil sie einfach zum Leben dazu gehören (z. B. vor einer Klassenarbeit oder wenn man sich mit jemandem gestritten hat), kann die Sorgenkiste helfen, die Ihr Kind in der zweiten Kindersitzung kennenlernen wird.

Im Folgenden finden Sie ein Beispiel für einen Tagesrückblick, das Ihnen als Orientierung für die Gestaltung des Tagesrückblicks dienen soll.

Wie jeden Tag nach dem Abendessen sitzen Oliver (9) und ich in unserer Ecke im Wohnzimmer, um einen kleinen Tagesrückblick zu machen. Ich frage ihn, was er denn glaubt, was heute besonders gut gewesen sei. Er sagt: »Das Fußballspiel heute Nachmittag war richtig gut, da habe ich sogar ein Tor geschossen!«. Ich lobe ihn, dass er da ja wirklich sehr gut gespielt haben muss. Auf meine Frage, was ihm heute nicht so gut gefallen hat und ob es etwas gibt, was er mir noch erzählen will, was z. B. schwierig war, berichtet er: »Der Jan und der Robin sind immer noch so gemein zu mir und nennen mich immer Hosenscheißer.« Ich frage Oliver, wie er denn darauf reagiert hat. »Ich habe mir das nicht gefallen lassen und zurück geschrien. Aber geärgert hat es mich schon.« Daraufhin lobe ich ihn, dass er sich gewehrt hat und bestätige, dass er sich nicht so nennen lassen muss, aber dass es die anderen noch viel mehr ärgert, wenn man nicht

Beispiel

17

> *zurück schreit, sondern sich einfach gar nicht darüber ärgert, denn man selber weiß ja am besten, dass es nicht stimmt und die Jungs einen nur ärgern wollen. Mir fällt auch gleich ein Beispiel von gestern Nachmittag ein, das ich Oliver erzähle. Er könne nämlich gar kein »Hosenscheißer« sein, denn er sei gestern ja ganz alleine zum Opa geradelt und als er den Weg nicht gefunden hat, hat er sogar nach dem Weg gefragt. Dazu brauche man schon auch etwas Mut.*

1.5.2   Zubettgehritual

Zubettgehritual, Mitbestimmung

Sprechen Sie mit Ihrem Kind darüber, wie es gern jeden Abend zu Bett gebracht werden und die letzten 30 Minuten verbringen möchte.

Vereinbaren Sie ein regelmäßiges Zubettgehritual. Dabei ist es unbedingt notwendig, Reihenfolge, Dauer und Anzahl der Bestandteile des Rituals genau mit Ihrem Kind zu besprechen und gemeinsam festzulegen! Wiederholen Sie diesen Ablauf dann jeden Abend genau so wie vereinbart – erst dann kann ein Zubettgeh*ritual* daraus werden, das Ihrem Kind hilft, besser zu schlafen.

Bei der Einführung des Zubettgehrituals kann es hilfreich sein, das Ritual auf einen Zettel zu schreiben oder durch Bilder zu dokumentieren und diese(n) an einem Ort aufzuhängen, an dem man Zettel und/oder Bilder gut sehen kann.

Nach dem Zähneputzen können beispielsweise folgende Elemente Teile eines regelmäßigen Rituals sein:

*   Gute-Nacht-Geschichte (Vereinbaren Sie die maximale Anzahl der Geschichten und weichen Sie nicht davon ab!)
*   Beten
*   Kuscheln, Liebkosen
*   Gute-Nacht-Lied/Musik (auch hier ist es wichtig, eine verbindliche Zeit zu vereinbaren)

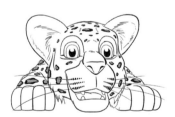

Achten Sie darauf das Zubettgehritual so zu gestalten, dass es Ihr Kind entspannt und beruhigt.

1.5.3   »Muss«-Regeln des gesunden Schlafs

Auf den folgenden Seiten finden Sie Regeln für eine gute Schlafgewohnheit. Sie betreffen ungünstige Verhaltensweisen und Gewohnheiten, die sich im Umgang mit Ihrem Kind einschleichen und den Schlaf stören können.

Prüfen Sie, welche dieser Regeln Sie bereits anwenden und welche noch nicht. Daraus können Sie dann ableiten, was Sie verändern möchten.

»Muss«-Regeln nennen wir diese Regeln, weil sie auf Dauer sehr wichtig für gesundes Schlafverhalten sind – vor allem für Kinder, die Schwierigkeiten mit dem Ein- oder Durchschlafen haben. Sie sollten also versuchen, diese Regeln alle nach und nach umzusetzen. Wenn das bei einigen schon zutrifft – umso besser! Mit jeder befolgten Regel kommen Sie gesundem Schlaf einen Schritt näher.

Eltern

Versuchen Sie, die folgenden Regeln nach und nach umzusetzen und zu beachten.

Kreuzen Sie in der Tabelle an, welche Regeln Sie schon befolgen und um welche Sie sich noch kümmern müssen.

Schlafregeln-Checkliste

Checkliste: »Muss«-Regeln	☺ Halten wir ein	! Wollen wir noch einhalten
Regelmäßige Aufsteh- und Zubettgehzeiten (maximaler Unterschied: 1 h) Regelmäßigkeit (nicht nur in Bezug auf die Schlafenszeiten, sondern auch Essenszeiten) stellt eine notwendige Voraussetzung dafür dar, dass sich die verschiedenen biologischen Rhythmen des Körpers Ihres Kindes aufeinander abstimmen können. Die Einhaltung einer regelmäßigen Aufstehzeit ist dabei am wichtigsten, denn die Aufstehzeit ist für unsere biologischen Rhythmen der »Ankerpunkt«.	☐	☐
Wenn Nickerchen, dann maximal 10 Minuten und vor 15.00 Uhr Zu viel und zu spätes Schlafen tagsüber kann dazu führen, dass Ihr Kind am Abend nicht müde ist und erst spät einschlafen kann. Schläft Ihr Kind jedoch noch nachmittags, so sollte dieser kurze Schlaf von ca. 10 Min vor 15:00 Uhr stattfinden.	☐	☐
Bei Müdigkeit umgehend ins Bett Eindösen z. B. auf dem Sofa vor dem Fernseher kann das Einschlafen im Bett erschweren.	☐	☐
Ernährung: 1–2 Stunden vor dem Zubettgehen nur leicht verdauliche Nahrung, vor allem abends keine koffeinhaltigen Getränke (z. B. Cola, Spezi, Energydrinks) Bei der Verdauung muss der Körper arbeiten und das macht wach. Koffein regt den Körper an und erschwert oder verhindert so das Einschlafen.	☐	☐

Sitzung 1

19

Checkliste: »Muss«-Regeln	☺ Halten wir ein	! Wollen wir noch einhalten
2 h vor dem Zubettgehen kein Fernsehen/Computerspielen Die vielen Geräusche und Bilder müssen vom Körper verarbeitet werden, machen Ihr Kind wach und hindern es am Einschlafen.	☐	☐
Körperliche und geistige Aktivität tagsüber fördern, 1–2 h vor dem Schlafengehen ruhigen Beschäftigungen nachgehen Wenn Ihr Kind tagsüber geistig und körperlich gefordert wird, fördert dies die Müdigkeit am Abend. 1–2 Stunden vor dem Schlafengehen sollte Ihr Kind jedoch zur Ruhe kommen, damit sich der Körper auf den Schlaf vorbereiten kann.	☐	☐
Zapfenstreich: 21.00 Uhr Je nach Alter und persönlichem Bedarf brauchen Kinder unterschiedlich viel Schlaf. Wir empfehlen bei Kindern im Alter zwischen 5–10 Jahren, spätestens um 21.00 Uhr das Licht auszumachen.	☐	☐
Das Bett ist NUR zum SCHLAFEN da Dadurch lernt der Körper, dass im Bett geschlafen wird und kann sich darauf vorbereiten. Außerdem werden Dinge, die den Schlaf stören, wie z. B. Hausaufgaben, Lesen oder Toben, nicht mit dem Bett verbunden.	☐	☐
Regelmäßiges Zubettgehritual Ein Zubettgehritual besteht aus bestimmten Handlungen, die vor dem Zubettgehen immer in der gleichen Reihenfolge durchgeführt werden (z. B. Umziehen für die Nacht, Zähneputzen, eine Geschichte auf dem Sofa). Dies bereitet sowohl Ihr Kind als auch seinen Körper auf das Schlafen vor. Das Zubettgehritual sollte aber nicht länger als 30 Minuten dauern.	☐	☐
Schicken Sie Ihr Kind NIEMALS zur Strafe ins Bett Dadurch wird das Bett und das Im-Bett-Sein etwas Schlechtes und Unangenehmes für Ihr Kind.	☐	☐

1.5.4 »Kann«-Regeln des gesunden Schlafs

Auf den folgenden Seiten finden Sie die »Kann«-Regeln des gesunden Schlafes. Sie sind sehr hilfreich für gesundes Schlafverhalten, und wir empfehlen, möglichst viele davon umzusetzen. Suchen Sie sich die Regeln aus, die Ihnen für Ihre Familie sinnvoll erscheinen.

> **Eltern**
>
> Sie sollten sich überlegen, welche der folgenden Regeln Sie nach und nach zusätzlich zu den »Muss«-Regeln noch umsetzen möchten.
> Kreuzen Sie in der Tabelle an, welche Regeln Sie schon befolgen und um welche Sie sich noch kümmern wollen.

Schlafregeln-Checkliste

Checkliste: »Kann«-Regeln	☺ Halten wir ein	! Wollen wir noch einhalten
Elternbett: exklusiver Zufluchtsort Das Elternbett sollte nur ein Zufluchtsort in Ausnahmesituationen sein. Das Kinderzimmer soll für Ihr Kind die Aufgabe des eigenen Schutzraums haben und behalten. Ihr Kind sollte auf sein eigenes Bett stolz sein. Überlegen Sie, was Sie dazu noch beitragen können (siehe auch Gestaltung des Schlafplatzes).	☐	☐
Schlafförderliche Schlafumgebung Machen Sie abends im Zimmer Ihres Kindes kein helles Licht und beseitigen Sie möglichst alle Lärmquellen. Rauchen Sie nicht in Ihrer Wohnung, denn dies stört den Schlaf Ihres Kindes.	☐	☐
Nächtliches Aufwachen: kein Licht, kein Essen So verhindern Sie, dass Ihr Kind durch das Licht noch wacher wird und dass es Ihre Zuwendung mit Helligkeit und die Dunkelheit mit Alleinesein verbindet. Regelmäßiges Essen in der Nacht führt innerhalb kurzer Zeit dazu, dass der Körper nachts von selber wach wird, weil er erwartet, »gefüttert« zu werden.	☐	☐
Bringen Sie Ihr Kind möglichst abwechselnd ins Bett Dies vermeidet zum einen, dass das Schlafengehen an eine bestimmte Person gekoppelt ist und fördert somit die Selbstständigkeit Ihres Kindes bezüglich des Einschlafens. Zum anderen erfährt Ihr Kind dadurch von Ihnen beiden die nötige Zuwendung und muss sie nicht später durch wiederholtes Aufstehen und Quengeln »nachbessern«.	☐	☐
Keine Uhr am Bett Der Blick auf die Uhr kann Ihr Kind, falls es alt genug ist, unter Druck setzen (»Jetzt ist es schon 24.00 Uhr und ich schlafe immer noch nicht.«) und dadurch den Schlaf stören. Drehen Sie am besten den Wecker/die Uhr Ihres Kindes so, dass Ihr Kind ihn/sie gar nicht sehen kann oder stellen Sie ihn/sie ganz weg.	☐	☐

Checkliste: »Kann«-Regeln	☺ Halten wir ein	! Wollen wir noch einhalten
Kind wach ins Bett bringen Bringen Sie Ihr Kind wach ins Bett und verlassen Sie das Zimmer, bevor es eingeschlafen ist. Sonst verbindet es das Einschlafen beständig mit Ihrer Anwesenheit.	☐	☐
Kind selbst das Licht löschen lassen Lassen Sie Ihr Kind selbst das Licht ausschalten. Das stärkt das Kontrollempfinden und die Selbstständigkeit.	☐	☐

1.5.5 Übung

Gehen Sie die »Muss«- und »Kann«-Regeln noch einmal gemeinsam mit Ihrem Partner durch und überlegen Sie, welche Regel(n) Sie bis zur nächsten Elternsitzung einführen möchten. Die Regel, die Sie auswählen, sollte eine Herausforderung sein (also nicht etwas, das Sie sowieso schon machen), aber machbar erscheinen.

Tragen Sie hier die Regel(n) ein, deren Umsetzung Sie sich bis zur nächsten Elternsitzung vornehmen:

Nr.	Regel

Eltern

Regeln, die Sie (neu) einführen, sollten Sie unbedingt vorher mit Ihrem Kind besprechen und ihm erklären, was Sie von ihm erwarten! (Siehe auch E2) Halten Sie die Regeln auch nach dem Training mindestens so lange durch, bis das Schlafproblem verschwunden oder deutlich gebessert ist!

1.5.6 Die Schlafplatzzeremonie

Schlafplatz einrichten

Ermuntern Sie Ihr Kind, sich seinen Schlafplatz so einzurichten, dass es sich dort wohl fühlt. Das ist wichtig, weil Ihr Kind gelernt hat, dass der bisherige Schlafplatz mit Problemen beim Schlafen verbunden ist. Deswegen ist eine Veränderung des Schlafplatzes ein Signal für Ihr Kind, dass jetzt eine neue Zeit beginnt, in der es lernt, gut zu schlafen. Verleihen Sie dieser Veränderung daher einen feierlichen bzw. zeremoniellen Charakter. So kann sich diese Veränderung bei Ihrem Kind intensiv verankern.

Diese Zeremonie kann Folgendes beinhalten:

Eltern

- Stellen Sie gegebenenfalls das Bett Ihres Kindes um. Suchen Sie eine heimelig anmutende Schlafnische im Kinderzimmer.
- Gehen Sie mit Ihrem Kind seine persönliche Bettwäsche kaufen und lassen Sie es diese selbst aussuchen.
- Trennen Sie den Schlaf- vom Spielbereich Ihres Kindes auch räumlich voneinander ab.
- Gestalten Sie den Schlafplatz gemeinsam z. B. mit Tüchern, Duftlampen, Lampen mit gedämpftem Licht.
- Streichen Sie die Wände oder bemalen sie diese z. B. mit Wölkchen.
- Hängen Sie Poster von Tieren auf, die Ihrem Kind gefallen.
- Hängen Sie ein Moskitonetz rund um das Bett, um dem Kind Sicherheit zu vermitteln.

1.6 Die Geschichtensammlung

Sie haben eine Sammlung mit therapeutischen Geschichten bekommen. Die Verwendung ist folgendermaßen gedacht:

Eltern

Erzähltipps

- Bitte lesen Sie Ihrem Kind jeden Tag im Rahmen des Einschlafrituals eine Geschichte aus der Sammlung vor.
- Beginnen Sie damit am Tag der ersten Elternsitzung.
- Fangen Sie bitte mit der ersten Geschichte an und lesen Sie jeden Abend die nächste Geschichte vor, so dass zunächst jede Geschichte einmal vorgelesen wurde, und zwar in der Reihenfolge, wie sie in der Sammlung stehen.
- Merken Sie sich, welche Geschichten Ihr Kind besonders gern gehört hat.
- Wenn Sie mit der Sammlung durch sind, lesen Sie *die* Geschichten daraus vor, die Ihrem Kind besonders gefallen haben (weiterhin jeden Tag eine).

Sitzung 1

23

1.6.1 Erzähltipps

Beachten Sie folgende Hinweise beim Erzählen oder Vorlesen:

Eltern

- Achten Sie vor allem darauf, dass Sie selbst ruhig und entspannt sind.
- Sorgen Sie dafür, dass alle Aufgaben oder Beschäftigungen, denen Sie noch nachgehen wollen, warten können. Damit erreichen Sie, dass Sie selbst ganz bei der Sache sind und nicht ständig »an nachher« denken müssen.
- Schaffen Sie eine ruhige Atmosphäre. Sorgen Sie dafür, dass Sie nicht gestört werden (z. B. Telefon ausstecken; symbolisch ein Schild an die Tür hängen: »Nicht stören!«).
- Erzählen Sie langsam und mit ruhiger, eher leiser Stimme.
- Bitte lesen Sie Ihrem Kind jeden Tag im Rahmen des Einschlafrituals eine Geschichte aus der Sammlung vor.
- Beginnen Sie damit am Tag der ersten Elternsitzung.
- Fangen Sie bitte mit der ersten Geschichte an und lesen Sie jeden Abend eine weitere Geschichte, so dass zunächst jede Geschichte der Reihenfolge nach einmal vorgelesen wurde, wie sie in der Sammlung stehen.
- Merken Sie sich, welche Geschichten Ihr Kind besonders gern gehört hat.
- Wenn Sie mit der Sammlung durch sind, lesen Sie *die* Geschichten daraus vor, die Ihrem Kind besonders gefallen haben (weiterhin jeden Tag eine).

1.7 Überblick über Kindersitzung K1 (Sitzung 2). Thema: Kalimba, der Zeopard, Zauberflecken, Zauberatem

1.7.1 Begrüßung und Vorstellen

Kindersitzung   In einer spielerischen Runde stellen sich alle teilnehmenden Kinder und der Leiter des Trainings vor.

1.7.2 Regeln für unsere Kindersitzungen

Per Fingerabdruck erklären die Kinder ihr Einverständnis, sich in den Sitzungen an unsere Regeln zu halten, damit wir im Training gut zusammenarbeiten können.

1.7.3 Vorstellung des Programms, Einführung und Erklärung von »Imaginationsübung«

Wir erläutern die Ziele des Trainings und die Notwendigkeit von Mitarbeit und Übung. Kindgerecht wird erklärt, was »Imaginationsübung« ist und wofür man sie nutzen kann.

1.7.4 Besprechung des Belohnungssystems

Die in den Hausaufgaben der ersten Sitzung (E1) angesprochene Belohnung haben Sie mit Ihrem Kind bereits vereinbart. Wir besprechen heute, was die Voraussetzungen dafür sind:

Zuhause soll die Trance der jeweiligen Stunde mindestens fünfmal geübt werden. Ihre Kinder erhalten hierfür nach der ersten Stunde die Trance-Übungen.

Für jeden Tag, an dem Ihr Kind geübt hat, darf es sich einen Mitmachaufkleber in den Mitmachbogen einkleben. Für jede Woche gibt es einen neuen Mitmachbogen.

Der beklebte Mitmachbogen soll jeweils zur nächsten (Kinder-)Sitzung mitgebracht werden (liegen einmal zwei Wochen zwischen den Kindersitzungen, soll für jede Woche ein Mitmachbogen beklebt und mitgebracht werden).

Zusätzlich kann sich Ihr Kind Mitmachaufkleber durch Mitarbeit in der Stunde verdienen (Erledigen der Hausaufgaben, Einhalten der Regeln, Mitarbeit bei den Übungen).

Jedes Mal, wenn Ihr Kind sechs Kalimba-Aufkleber gesammelt hat, belohnen wir dies mit einer Mitmachkarte. Hat Ihr Kind am Ende des Trainings eine Mitmachkarte erhalten, kann es diese gegen die vereinbarte kleine Belohnung eintauschen. Hat sich Ihr Kind am Ende des Trainings zwei Mitmachkarten erarbeitet, erhält es die vereinbarte große Belohnung.

1.7.5 Vorstellung von Kalimba, dem Therapietier

Der Leopard Kalimba, der alles über das Schlafen weiß und den Kindern beistehen wird, stellt sich vor.

Das ist Kalimba, der Therapieleopard aus dem Zauberland, der die Kinder durch das Training begleitet. Jedes Kind bekommt einen kleinen Kalimba, der die Kinder in der Therapie unterstützen soll und um uns ein spielerisches und kindgerechtes Arbeiten mit Ihren Kindern zu ermöglichen. Bitte achten Sie darauf, dass Ihr Kind zu jeder Therapiestunde seinen Kalimba mitbringt.

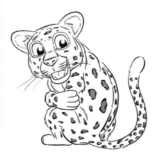

1.7.6   Geschichte und Zaubertrick

Mit einer kleinen Geschichte und der Demonstration eines Zaubertricks wird den Kindern gezeigt, wie Kalimba aus dem Zauberland zu den Kindern kam, um ihnen zu zeigen, wie man gut schläft.

1.7.7   Von magischen Zauberflecken und Schlafsternen

Jedes Kind erhält einen kleinen Kalimba und einen Schlafstern. Kalimba erzählt den Kindern dazu zwei Geschichten: die Geschichte von den Zauberflecken, in der seine Flecken genau das können, was es gerade braucht, wenn man sie vorher auflädt, und die Geschichte vom Schlafstern, mit dem das fast genauso geht.

1.7.8   Zauberflecken aufladen

Zauberflecken lädt man folgendermaßen auf: Ihr Kind sucht sich zunächst aus, wofür es einen Zeopardenfleck aufladen will und sucht sich dazu einen eigenen Fleck auf seinem Kalimba, der diese Funktion übernehmen soll. Lassen Sie sich das Aufladen der Zauberflecken von Ihrem Kind zeigen (»Wie geht das denn?«). Die folgende Anleitung dient Ihnen lediglich zur Kontrolle.

Anleitung Aufladeprozess:
Ihr Kind drückt auf diesen Fleck, hat dabei die Augen zu, atmet dreimal tief durch und sagt sich dreimal, wozu der Fleck gut sein soll.

Danach soll Ihr Kind sich vorstellen, wie voll der Fleck nun aufgeladen ist (genau wie eine Batterie) oder wie viel noch fehlt, bis er ganz voll ist. Dies kann z. B. durch das Ausbreiten der Arme als sehr voll, ganz voll oder nur ein wenig voll angezeigt werden. Wenn der Fleck noch nicht ganz voll ist, dann kann Ihr Kind ihn nochmals aufladen, bis der Fleck nach Meinung Ihres Kindes ausreichend voll aufgeladen ist.

1.7.9   Zauberatem

Der »Zauberatem« stellt eine Art Tiefenatmung dar, die für Ihr Kind angenehm, entspannend und ausgleichend sein wird. Lassen Sie sich den Zauberatem von Ihrem Kind zeigen (»Wie geht das denn?«). Die folgende Anleitung dient Ihnen lediglich zur Kontrolle.

Anleitung Zauberatem:
Ihr Kind liegt auf seinem Rücken, Kalimba sitzt auf dem Bauchnabel. Man versucht nun den Zauberatem, das ist der, »der bis in den Bauchnabel geht«. Das Kind atmet in den Bauch.

Dabei wird sich Kalimba beim Einatmen mit der Bauchdecke nach oben und beim Ausatmen nach unten bewegen. Je langsamer dies geschieht, vor allem beim Ausatmen, desto besser.

1.7.10 Imaginationsübung: Kalimba und der Schutzpanzerfleck

Diese hypnotherapeutische bzw. imaginierte Übung spricht vor allem das magische und phantasievolle Denken von Kindern an. Mit dieser Förderung der natürlichen Vorstellungskraft Ihres Kindes soll ein relativ müheloser und ressourcenorientierter Weg der Zielerreichung eingeschlagen werden. Die Kinder lernen, wie sie ihn einfach und jederzeit selbst einschlagen können.

Sitzung 1

1.8 Umgang mit den Hausaufgaben

Wie schon erwähnt, gehört es zum Konzept des Programms, dass Ihr Kind und Sie selbst in der Zeit zwischen den einzelnen Sitzungen zuhause aktiv werden. Wir haben Ihnen hier zusammengestellt, worauf Sie dabei besonders achten sollten.

1.8.1 Die Aufgaben für Ihr Kind

Diese Aufgaben sind in der Regel so abgefasst, dass sie von Ihrem Kind alleine bzw. selbstständig erledigt werden können und sollen. Sie als Eltern sollten dabei Folgendes beachten:

Eltern

- *Erinnern Sie Ihr Kind an die Hausaufgaben und sorgen Sie dafür, dass es sie regelmäßig bearbeitet/erledigt.* Hier im Heft finden Sie auch immer die Kinder-Hausaufgaben. Verschaffen Sie sich für jede Woche einen Überblick.
- *Richten Sie mit Ihrem Kind gemeinsam eine feste Zeit an einem festen Ort für die Schlaftrainings-Hausaufgaben ein. Sorgen Sie unbedingt für Ruhe und genügend Zeit.* Gerade für die Imaginationsübungen ist dies von besonderer Bedeutung.
- *Lassen Sie Ihr Kind die Aufgaben selbstständig und für sich erledigen. Halten Sie sich in der Nähe auf, damit Ihr Kind Sie fragen kann, wenn es etwas nicht versteht* – aber helfen Sie ihm nur dann, wenn es wirklich nicht weiterkommt. Ihre Hilfe sollte sich in solchen Fällen auf Erklärungen der Aufgabe beschränken (z. B.

wenn ein Kind noch nicht gut genug lesen kann). Machen Sie aber keine Vorschläge oder erledigen Sie die Aufgabe gar selbst! Es kommt darauf an, was Ihr Kind erlebt und was es mitteilt, nicht darauf, dass etwas besonders schön oder gut gemacht ist.

1.8.2 Die Aufgaben für Sie, die Eltern

Hier gibt es Aufgaben, die Sie mit Ihrem Kind gemeinsam durchführen, z. B. bestimmte gemeinsame Übungen oder Beschäftigungen. Andere Aufgaben sind nur für Sie als Eltern gedacht; dabei handelt es sich oft um die Arbeit mit diesem Heft.

Es gibt für jede Woche Hausaufgaben, die Sie in diesem Heft finden. Bei den Hausaufgaben steht außerdem, was für die jeweils nächste Sitzung wichtig ist (z. B. mitzubringende Materialien usw.).

Hausaufgaben (Sitzung 1/E1)

... für Sie, die Eltern

Zum Abhaken

- [ ] 1. Vereinbaren Sie mit Ihrem Kind eine kleine Belohnung für gute und eine große Belohnung für sehr gute Mitarbeit beim Schlaftraining. Das kann ein Ausflug sein, ein Spielzeug oder ein Fest – wählen Sie etwas, das Ihnen angemessen erscheint und Ihrem Kind Spaß macht. Machen Sie klar, dass »Mitmachen« den Besuch der Sitzungen, die Mitarbeit und das Üben zuhause umfasst. Die Belohnung erfolgt am Ende des Trainings. Wie das Einlösen funktioniert, erklären wir Ihrem Kind in der ersten Kindersitzung (K1). (Genaueres zum »Belohnungssystem« finden Sie in der Beschreibung zu K1) *[Zeit: bis Sitzung 2 (K1)]*
- [ ] 2. Führen Sie den Tagesrückblick ein.
- [ ] 3. Überlegen Sie sich gemeinsam mit Ihrem Kind ein Zubettgehritual und setzen Sie es möglichst täglich um.
- [ ] 4. Führen Sie die »Muss«- bzw. »Kann«-Regeln ein, die Sie sich vorgenommen haben.
- [ ] 5. Lesen Sie Ihrem Kind jeden Tag eine Geschichte aus der Geschichtensammlung vor.
- [ ] 6. Lesen Sie die Verhaltensanalysen A und B (Sitzung E2) durch. Überlegen Sie gemeinsam mit Ihrem Partner, ob auf Sie eher Typ A, Typ B oder ein Mischtyp zutrifft. Dies dient als Vorbereitung für das Thema der nächsten Elternsitzung.

☐ 7. Besorgen Sie gemeinsam mit Ihrem Kind seine persönliche Sorgenkiste. Sie können sie zusammen kaufen gehen oder gemeinsam basteln. Wichtig ist nur, dass Ihr Kind weiß, dass es die Richtige ist. Größe, Material und Aussehen (oder gar materieller Wert) spielen überhaupt keine Rolle. Gestalten Sie den Kauf oder das Basteln als besonderes Ereignis, um zu verdeutlichen, dass die Sorgenkiste etwas Wertvolles ist. Die Sorgenkiste wird Ihrem Kind dabei helfen, mit seinen Sorgen besser umgehen zu können. Wie die Sorgenkiste funktioniert, lernt Ihr Kind bei uns in den Sitzungen (und vielleicht ist es ja auch ein Geheimnis, das Eltern nicht wissen dürfen!). *[Zeit: bis Sitzung 4 (K2)]*

☐ 8. Richten Sie gemeinsam mit Ihrem Kind dessen Schlafplatz neu ein. Gehen Sie die Anregungen zur »Schlafplatzzeremonie« durch – Ihrer Kreativität sind freilich keine Grenzen gesetzt! *[Zeit: bis Sitzung 4 (K2)]*

☐ 9. Bitte arbeiten Sie hier im Manual die Seiten zur ersten Sitzung sorgfältig durch und machen Sie die empfohlenen Übungen.

☐ 10. Bitte führen Sie das Schlafprotokoll vollständig und korrekt!

Wichtig für das nächste Mal (K1)

- Beim ersten Kinder-Termin ist es wichtig für Ihr Kind, dass Sie 5–10 Minuten vor Sitzungsbeginn vor Ort sind. Wir möchten genug Zeit haben, alle Kinder in Ruhe zu begrüßen.
- Bitte geben Sie Ihrem Kind eine *Decke* mit.

1.9   Das Schlafprotokoll

1.9.1   Wozu dient das Schlafprotokoll?

- »Versachlichung« von emotionalen Belastungen. Das Protokollieren schafft einen gewissen Abstand zu den Ereignissen der Nacht. Von vielen Teilnehmern wird eine nüchterne Betrachtung wie die im Schlafprotokoll als hilfreich erlebt.

  Sinn des Schlafprotokolls

- Erkennen von bisher unbeachteten Verhaltensweisen oder Auslösern, die einen gesunden Schlaf stören: Manchmal sind es scheinbare Kleinigkeiten, die eine große Wirkung haben. Sie können durch das Protokollieren aufgedeckt werden.
- Dokumentation von Fortschritten: Sie können Tag für Tag schwarz auf weiß vom Protokoll ablesen, was sich schon verändert hat. Wir verwenden die Protokolle außerdem für eine Bewertung des gesamten Programms.

1.9.2   Was ist beim Ausfüllen zu beachten?

Beachten   Das Wichtigste ist, dass Sie das Protokoll regelmäßig und vollständig führen. Das heißt auch, dass Sie jeden Morgen die Ereignisse der vergangenen Nacht eintragen sollten (»Morgenteil« auf Blatt 1) und die Angaben zum Tages- und Abendverlauf noch am selben Abend (»Abendteil« auf Blatt 2). Füllen Sie das Tagebuch nachträglich aus, ist es sehr wahrscheinlich, dass Ihre Angaben weniger genau und dadurch weniger hilfreich sind.

Bitte füllen Sie das Protokoll wahrheitsgemäß aus. Tragen Sie nicht uns zuliebe Dinge ein, die nicht zutreffen. Ein korrekt geführtes Protokoll hilft Ihrem Kind, Ihnen und uns am meisten.

> **Eltern**
>
> Nehmen Sie das Führen des Protokolls bitte sehr ernst! Es ist sowohl für den Ablauf des Programms als auch für die Auswertung von entscheidender Bedeutung.

1.9.3   Die Felder im Einzelnen

Das Protokoll wird Sie einige Zeit begleiten. Um Ihnen das Ausfüllen zu erleichtern, sind im Folgenden alle Felder ausführlich erläutert.

> Besondere Ereignisse:

Erwähnen Sie in diesem Feld alles Außergewöhnliche, das Ihnen für Ihr Kind oder Sie bedeutsam erscheint. Zum Beispiel, wenn Ihr Kind oder Sie krank waren, aufregender Besuch kam, ein Familienfest stattfand usw.

> Morgenteil (morgens auszufüllen):

Aufwachzeit am Morgen. Tragen Sie hier die Uhrzeit ein, zu der Ihr Kind aufgewacht ist. Kreisen Sie die Uhrzeit ein, wenn es geweckt wurde (durch Wecker oder Personen).

Wie oft nachts aufgewacht und Aufmerksamkeit benötigt? * Geben Sie an, wie oft Ihr Kind erwacht ist *und* in irgendeiner Form Aufmerksamkeit von Ihnen benötigte, um wieder einzuschlafen (z. B. Anwesenheit im Zimmer). Hier kann es zu Überschneidungen mit anderen Punkten kommen, etwa wenn Ihr Kind etwas zu trinken bekam oder wenn es aufgestanden ist und von Ihnen zurück ins Bett geführt wurde – oder sich mit Ihrem Einverständnis zu Ihnen ins Bett gelegt hat. Zählen Sie solche Ereignisse in diesem Feld bitte unbedingt trotzdem mit.

Nächtliches Essen/Trinken. Geben Sie hier Uhrzeit und Nahrungsmittel an, wenn Ihr Kind nachts etwas zu sich genommen hat.

Zeit und Dauer nächtlichen Wachseins einschließlich elterlichen Verhaltens. Wenn Sie bemerkt haben, dass Ihr Kind nachts wach war, tragen Sie hier ein, wann und wie lange und geben Sie an, wie Sie sich dabei verhalten bzw. wie Sie reagiert haben.

Kind nachts im Elternbett? * Tragen Sie hier »ja« ein, wenn Ihr Kind in der vergangenen Nacht bei Ihnen im Bett war. Dabei spielt es keine Rolle, ob es von Anfang an dort geschlafen hat oder im Laufe der Nacht kam und auch nicht, ob es bis zum Morgen dort blieb oder später wieder ins eigene Bett gegangen ist.

Aufgestanden wegen Kind? " Geben Sie hier an, wenn Sie nachts wegen Ihres Kindes aufgestanden sind (und wie oft dies der Fall war).

> Abendteil (abends auszufüllen):

Schlaf am Tag. Tragen Sie hier Uhrzeit und Dauer ein, wenn Ihr Kind tagsüber geschlafen hat (z. B. Mittagsschlaf).

Imaginationsübung gehört? * * Ihr Kind bekommt von uns eine hypnotherapeutische Übung, die es regelmäßig hören sollte (ab K1). Geben Sie an, ob und zu welcher Uhrzeit es die Übung gehört hat.

Selbsthypnose-Übung gemacht? * * Es gehört ab K2 zu den Aufgaben, die erlernten Selbsthypnose-Techniken zuhause zu üben. Geben Sie an, ob und zu welcher Uhrzeit Ihr Kind die Übung gemacht hat.

Geschichte vorgelesen? * * Geben Sie an, ob Sie Ihrem Kind die vorgesehene Geschichte aus unserer Sammlung vorgelesen haben (ab E1).

Dauer der Zubettgehprozedur. * Dazu gehören nicht: Umziehen, Zähneputzen, Waschen usw. Dazu gehören: Ins-Bett-Bringen, Geschichten erzählen, Gute-Nacht-Sagen, -küsse, -lieder und das Verlassen des Raumes (Eltern). Geben Sie hier die Dauer dieser Prozedur in Minuten an.

Zubettgehzeit. Geben Sie hier die Uhrzeit an, zu der Ihr Kind zum Schlafen im Bett lag, zu der also die Zubettgehprozedur beendet war (hat sich Ihr Kind z. B. schon zur Geschichte ins Bett gelegt, zählt dies nicht als Zubettgehzeit, sondern erst der Zeitpunkt, zu dem Ihr Kind schlafen sollte).

Geschätzte Einschlafzeit. Schätzen Sie die Uhrzeit, zu der Ihr Kind eingeschlafen ist und tragen Sie sie hier ein.

Vorgenommene Schlafregeln umgesetzt?** Tragen Sie hier ein, ob Sie die Schlafregeln aus der ersten Sitzung (E1, siehe auch Manual) umgesetzt haben, die Sie sich vorgenommen hatten.

Vorgenommene Tipps und Tricks beachtet?** Tragen Sie hier ein, ob Sie die Tipps und Tricks aus der ersten Sitzung (E1, siehe auch Manual) beachtet oder befolgt haben, die Sie sich vorgenommen hatten.

Medikamente gegeben oder Hausmittel eingesetzt? Geben Sie bitte an, wenn Sie Ihrem Kind Medikamente gegeben haben oder »Hausmittel« angewandt haben (z. B. Wärmflaschen, Bachblüten, Schlaftees).

Bemerkungen zu den mit * bzw. ** markierten Punkten:
* Diese Zeilen sind besonders wichtig und sollten immer vollständig ausgefüllt werden. Sie sind im Protokoll dick gerahmt.
** Diese Zeilen müssen Sie erst ausfüllen, wenn das betreffende Thema in den Sitzungen behandelt wurde. Sie finden dann einen Vermerk im Hausaufgabenteil der jeweiligen Sitzung, der Sie darauf hinweist, welche neuen Zeilen beim Ausfüllen hinzu kommen.

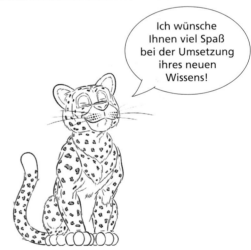

Ich wünsche Ihnen viel Spaß bei der Umsetzung ihres neuen Wissens!

Sitzung 2 (K1): Kalimba, der Zeopard, Schlafflecken, Zauberatem

Hausaufgaben (Sitzung 2/K1)

... für Sie, die Eltern

Zum Abhaken

☐   1. Achten Sie darauf, dass Ihr Kind die Übungsaufkleber in seinen Mitmachbogen klebt. Für jedes Mal Üben darf ein Aufkleber beim betreffenden Tag eingeklebt werden.

☐   2. Bitte führen Sie das Schlafprotokoll vollständig und korrekt.

☐   3. Setzen Sie weiterhin die Schlafplatzzeremonie, die neue Tagesstruktur, vereinbarte Rituale und die Muss- und Kann-Regeln täglich um! Gerade am Anfang ist Konstanz wichtig, um neue Verhaltensweisen einzuüben!

☐   4. Lassen Sie sich die in K1 von Ihrem Kind erlernten Strategien zeigen! Ermuntern Sie Ihr Kind z. B. so: »Zauberflecken aufladen – wie geht denn das?« Die hier jeweils dazu gegebenen Beschreibungen dienen Ihnen lediglich zur Kontrolle, ob Ihr Kind die Strategie auch vollständig und korrekt anwendet. Geben Sie Ihrem Kind das Gefühl, dass es viel Interessantes erfolgreich gelernt hat und zeigen sie vor allem Ihr Interesse daran.

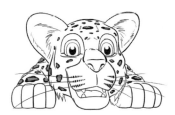

... für Ihr Kind

☐   1. Üben der Imaginationsübung »Kalimba und der Schutzpanzerfleck«. Ihr Kind bekommt verschiedene hypnotherapeutische Übungen. Ihr Kind sollte die erste Imaginationsübung (Titel 1) bis zur nächsten Kindersitzung mindestens fünfmal wöchentlich hören (täglich ist natürlich auch erlaubt!). Wie bereits erwähnt, empfehlen wir Ihnen, hierfür mit Ihrem Kind eine feste Zeit einzurichten. Ihr Kind sollte in dieser Zeit und in dem Raum, in dem es übt, unbedingt Ruhe haben und keinesfalls gestört werden! (Die Übung dauert etwa 15 Minuten.) Für jeden Tag, an dem Ihr Kind geübt hat, darf es sich einen Kalimba-Aufkleber in seinen Mitmachbogen einkleben.

☐ 2. Ihr Kind sollte seine ersten ganz persönlichen Schlaf- und Zauberflecken auf seinem kleinen Kalimba suchen und dazu schreiben oder malen, wofür sie gut sind. Im Laufe des Trainings werden immer weitere Flecken hinzukommen.

☐ 3. Ihr Kind sollte seinen eigenen Schlafstern an einer von ihm ausgesuchten und vom Bett aus gut sichtbaren Stelle anbringen.

Mitbringen (zu Sitzung 3, E2)

Bringen Sie bitte Folgendes zu E2 mit:

- Die ausgefüllten *Schlafprotokolle*
- Ihr *Elternmanual*

Mitbringen (zu Sitzung 4, K2)

Sorgen Sie bitte dafür, dass Ihr Kind zu K2 Folgendes mitbringt:

- Seine *Sorgenkiste* (hierfür erhält Ihr Kind einen Extra-Mitmachaufkleber)
- Seine *Mitmachmappe*
- Seinen kleinen *Kalimba*
- Seine *Decke*

34

Sitzung 3 (E2) – Teil 1: Das Schlafproblem verstehen und angehen

3.1 Erziehungsverhalten und Schlaf

Es gibt die unterschiedlichsten Ansätze und Empfehlungen, nach welchen Grundsätzen Kinder zu erziehen seien. Diese verschiedenen »Erziehungsschulen« stehen zum Teil in offenem Widerstreit zueinander. Wir wollen uns hier nicht auf eine Richtung festlegen oder eine bestimmte empfehlen, sondern wir konzentrieren uns auf einzelne Elemente, die sich besonders beim Thema »Schlaf« als wichtig und wirkungsvoll erwiesen haben. Dabei dienen entwicklungs- und lernpsychologische Erkenntnisse als Grundlage. Das Erziehungsverhalten beeinflusst das Schlafverhalten eines Kindes. Deshalb möchten wir Ihnen mit der sogenannten 3-Schritte-Technik eine Möglichkeit zeigen, wie Sie herausfinden können, wo die Ursachen des Schlafproblems Ihres Kindes liegen könnten und wie Sie eine Verbesserung erreichen können.

Erziehung und Schlaf

3.2 Die 3-Schritte-Technik

Die folgende 3-Schritte-Technik soll Ihnen helfen, die Ursachen für ein schwieriges Verhalten oder ein Problem zu erkennen, herauszufinden, was Sie ändern müssen, um das schwierige Verhalten zu verringern oder ganz zu beseitigen und was Ihnen bei der Umsetzung Ihrer Ziele helfen kann.

3-Schritte-Technik

1. Wo liegt das *PROBLEM*?
   Warum bleibt das Problem bestehen?
2. Was ist Ihr *ZIEL*?
   Was wollen Sie ändern?
3. Wie sieht die *UMSETZUNG* aus?
   Wie wird's gemacht?

1. Schritt: Wo liegt das PROBLEM?
Bei der Frage, wo das Problem herkommt und warum es bestehen bleibt, kann eine Methode helfen, die sich *Verhaltensanalyse* nennt. Diese Methode besteht aus vier Fragen, die es nacheinander zu beantworten gilt.

1. *Verhalten:* Welches Verhalten Ihres Kindes wollen Sie erklären bzw. verändern? Welche Ihrer eigenen Verhaltensweisen wollen Sie erklären bzw. verändern?
2. *Situation:* In welcher Situation ist das Verhalten aufgetreten? Was ist zuvor passiert?
3. *Gedanken/Gefühle:* Was haben Sie als Eltern in dieser Situation gedacht und gefühlt? Was hat Ihr Kind in dieser Situation möglicherweise gedacht und gefühlt?
4. *Resultat:* Welche Folgen hatte das Verhalten? Was ist danach passiert? Führen diese Folgen dazu, dass sich das Verhalten bessert oder dazu, dass es bestehen bleibt?

▶ **Abbildung 5** verdeutlicht das Vorgehen bei einer Verhaltensanalyse. Die Zahlen in den Klammern geben an, in welcher Reihenfolge die Kästchen bei der Analyse bearbeitet werden sollen. Die Pfeile in der Abbildung zeigen, dass im Alltag meist zunächst eine bestimmte Situation entsteht, in der Ihr Kind oder Sie selbst bestimmte Gedanken oder Gefühle haben. Diese führen dann zu einem bestimmten Verhalten, das wiederum ein bestimmtes Ergebnis zur Folge hat.

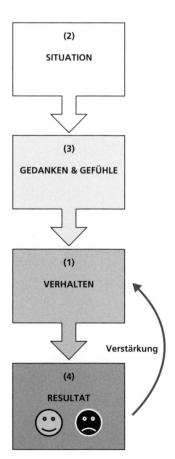

Abb. 5:
Vorgehen bei der
Verhaltensanalyse

2. Schritt: Was ist das ZIEL?
Mithilfe einer Verhaltensanalyse kann man erkennen, wo ein bestimmtes Verhalten herkommt und warum es bestehen bleibt. Die Verhaltensanalyse kann Ihnen in einem nächsten Schritt auch dabei helfen, herauszufinden, was Sie ändern müssen, damit sich das Verhalten bessert.

Im Folgenden finden Sie ein Beispiel für eine Verhaltensanalyse (linke Seite) und das dazugehörige Beispiel für eine mögliche Verhaltensänderung (rechte Seite), die zu einer Verbesserung des Problems führen soll.

Verhaltensanalyse: Das Verhalten, das in diesem Fall erklärt und verändert werden soll, ist das Quengeln bzw. die Weigerung des Kindes, nach einer Geschichte ins Bett zu gehen und das anschließende Nachgeben der Eltern. Die Situation, in der dieses Verhalten auftritt, ist die, dass die Gute-Nacht-Geschichte zu Ende ist und das Kind jetzt ins Bett gehen soll. Die Eltern machen sich in dieser Situation schon Sorgen, bevor das Kind sich überhaupt weigert ins Bett zu gehen, dass es dieses Problem geben könnte und sind deshalb schon vorher angespannt und nervös. Das Resultat bzw. die Folge des beschriebenen Verhaltens ist, dass das Kind noch eine Geschichte bzw. Aufmerksamkeit erhält, anstatt ins Bett zu müssen und dass die Eltern zumindest in diesem Moment nicht mit dem Kind kämpfen müssen. Langfristig lernen Eltern und Kind, dass ihr Verhalten (Widerstand beim Kind und Nachgeben bei den Eltern) Vorteile hat und verhalten sich beim nächsten Mal wieder so.

Verhaltensänderung: Was die Eltern in diesem Beispiel geändert haben, ist, dass sie mit Ihrem Kind vorab eine Regel eingeführt haben: »Es gibt nur eine Geschichte, danach gehst du ins Bett.« In der Situation erinnern sie sich selbst und auch ihr Kind an diese Vereinbarung und sorgen dafür, dass sie eingehalten wird, indem sie nicht nachgeben. Das Kind versucht zunächst, sich durch stärkeren Widerstand durchzusetzen, beruhigt sich aber mit der Zeit, da die Eltern konsequent bleiben. Dadurch lernen die Eltern, dass ihr konsequentes Verhalten zu einer Verbesserung führt. Das Kind lernt, dass sein früheres Verhalten nicht mehr hilft und weigert sich beim nächsten Mal weniger stark.

Sitzung 3

3.2.1 Verhaltensanalyse zum Beispiel »Ängstlichkeit: Nicht alleine schlafen können«

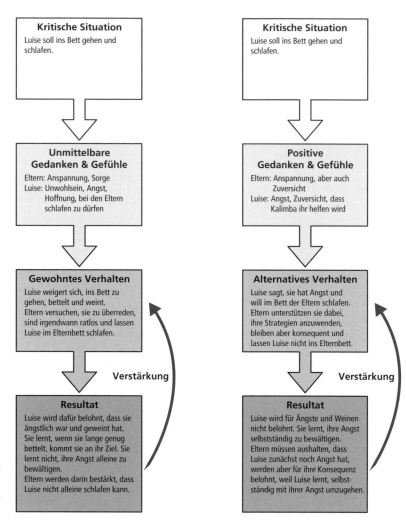

Abb. 6a:
Verhaltensanalyse
»Ängstlichkeit:
Nicht alleine schlafen können«

Kritische Situation
Luise soll ins Bett gehen und schlafen.

Unmittelbare Gedanken & Gefühle
Eltern: Anspannung, Sorge
Luise: Unwohlsein, Angst, Hoffnung, bei den Eltern schlafen zu dürfen

Gewohntes Verhalten
Luise weigert sich, ins Bett zu gehen, bettelt und weint. Eltern versuchen, sie zu überreden, sind irgendwann ratlos und lassen Luise im Elternbett schlafen.

Verstärkung

Resultat
Luise wird dafür belohnt, dass sie ängstlich war und geweint hat. Sie lernt, wenn sie lange genug bettelt, kommt sie an ihr Ziel. Sie lernt nicht, ihre Angst alleine zu bewältigen.
Eltern werden darin bestärkt, dass Luise nicht alleine schlafen kann.

Kritische Situation
Luise soll ins Bett gehen und schlafen.

Positive Gedanken & Gefühle
Eltern: Anspannung, aber auch Zuversicht
Luise: Angst, Zuversicht, dass Kalimba ihr helfen wird

Alternatives Verhalten
Luise sagt, sie hat Angst und will im Bett der Eltern schlafen. Eltern unterstützen sie dabei, ihre Strategien anzuwenden, bleiben aber konsequent und lassen Luise nicht ins Elternbett.

Verstärkung

Resultat
Luise wird für Ängste und Weinen nicht belohnt. Sie lernt, ihre Angst selbstständig zu bewältigen. Eltern müssen aushalten, dass Luise zunächst noch Angst hat, werden aber für ihre Konsequenz belohnt, weil Luise lernt, selbstständig mit ihrer Angst umzugehen.

38

3.2.2 Verhaltensanalyse zum Beispiel »Kind will nicht ins Bett«

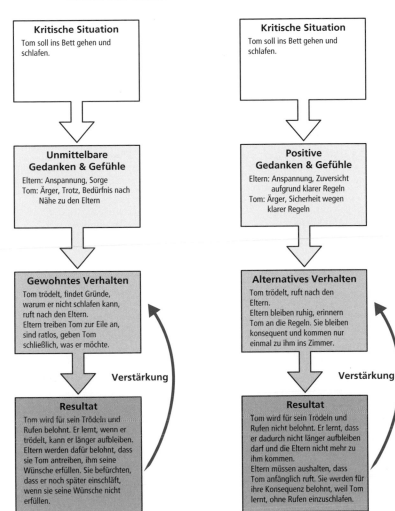

Kritische Situation
Tom soll ins Bett gehen und schlafen.

Unmittelbare Gedanken & Gefühle
Eltern: Anspannung, Sorge
Tom: Ärger, Trotz, Bedürfnis nach Nähe zu den Eltern

Gewohntes Verhalten
Tom trödelt, findet Gründe, warum er nicht schlafen kann, ruft nach den Eltern.
Eltern treiben Tom zur Eile an, sind ratlos, geben Tom schließlich, was er möchte.

Verstärkung

Resultat
Tom wird für sein Trödeln und Rufen belohnt. Er lernt, wenn er trödelt, kann er länger aufbleiben. Eltern werden dafür belohnt, dass sie Tom antreiben, ihm seine Wünsche erfüllen. Sie befürchten, dass er noch später einschläft, wenn sie seine Wünsche nicht erfüllen.

Kritische Situation
Tom soll ins Bett gehen und schlafen.

Positive Gedanken & Gefühle
Eltern: Anspannung, Zuversicht aufgrund klarer Regeln
Tom: Ärger, Sicherheit wegen klarer Regeln

Alternatives Verhalten
Tom trödelt, ruft nach den Eltern.
Eltern bleiben ruhig, erinnern Tom an die Regeln. Sie bleiben konsequent und kommen nur einmal zu ihm ins Zimmer.

Verstärkung

Resultat
Tom wird für sein Trödeln und Rufen nicht belohnt. Er lernt, dass er dadurch nicht länger aufbleiben darf und die Eltern nicht mehr zu ihm kommen.
Eltern müssen aushalten, dass Tom anfänglich ruft. Sie werden für ihre Konsequenz belohnt, weil Tom lernt, ohne Rufen einzuschlafen.

Abb. 6b:
Verhaltensanalyse:
»Kind will nicht ins Bett«

Sitzung 3

3.2.3 Übung für die Eltern

Suchen Sie sich eine schwierige Situation im Zusammenhang mit dem Schlafverhalten Ihres Kindes. Verwenden Sie ▶ **Abbildung 7**, um eine Verhaltensanalyse für diese Situation zu machen. Versuchen Sie dabei zunächst, die linke Abbildung auszufüllen und den typischen Ablauf in einer schwierigen Situation zu erarbeiten.

Bearbeiten Sie daraufhin die rechte Abbildung und überlegen Sie sich, wie Sie Ihre gewohnten Reaktionen so verändern können, dass Sie durch Ihr Verhalten das unerwünschte Verhalten Ihres Kindes verringern.

Bei der Veränderung des Verhaltens können Ihnen folgende Fragen helfen:

- Wann und wo ist es günstig, eine Veränderung zu versuchen?
- Wann hat dies schon einmal geklappt und warum? Was ist da passiert?

 Füllen Sie ▶ **Abbildung 7** *bis zur nächsten Elternsitzung E3 aus.*

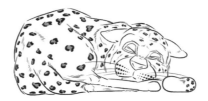

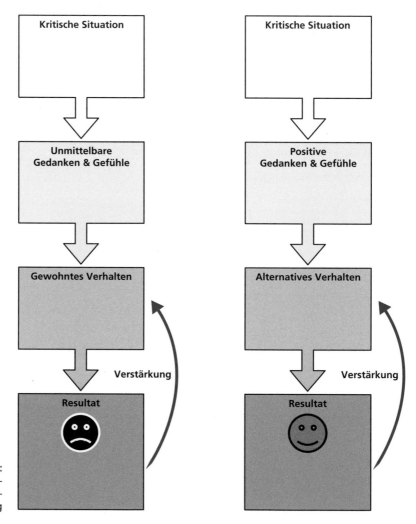

Abb. 7:
Übung: Verhaltens-
analyse und Ver-
haltensänderung

40

3. Schritt: Wie sieht die UMSETZUNG aus?
Bei der Umsetzung Ihrer Ziele können Ihnen folgende günstige Verhaltensweisen sowie die Ausarbeitung eines Plans helfen.

3.3 Erziehungsstrategien

3.3.1 Struktur

Rituale, Regeln und Grenzen schaffen Verlässlichkeit und Sicherheit. Eine gleich bleibende Struktur (z. B. konstante Zeiten für die Mahlzeiten, regelmäßige Aufsteh- und Zubettgehzeiten) und auch ein Abendritual helfen Ihrem Kind, einen Tagesrhythmus zu entwickeln, der sich dann positiv auf den Schlaf auswirkt. Wenn das Abendritual immer gleich abläuft, werden die einzelnen Elemente des Rituals zu Hinweisen für die jeweils folgenden Ereignisse. Ziel ist es, dass Ihr Kind z. B. bereits nach dem Abendessen weiß, wie der Abend weiter verlaufen wird, z. B.: Abendessen, Tagesrückblick, Zähneputzen, Kuscheln, Einschlafgeschichte, Beten, Schlafen.

    So entsteht eine verlässliche und für Ihr Kind vorhersehbare Kette von Handlungen und Ereignissen, die schließlich im Schlaf mündet. Achten Sie darauf, dass Ihre Handlungen für Ihr Kind eindeutig sind und belohnen Sie es direkt für erwünschtes Verhalten z. B. durch Lob.

    Bei der Einführung von mehr Struktur können Ihnen die in E1 besprochenen Elemente helfen (z. B. Tagesrückblick, Muss- und Kann-Regeln, Rituale, Einschlafgeschichten).

Struktur

3.3.2 Kommunikation

Es ist von entscheidender Bedeutung, dass Sie über alles, was Sie in Bezug auf die Schlafsituation Ihres Kindes verändern wollen, mit Ihrem Kind sprechen – und zwar bevor etwas Neues eingeführt wird.

    Dazu sollten Sie sich zuvor klar werden, welches Verhalten Sie von Ihrem Kind erwarten und welche Konsequenzen Sie einsetzen werden, wenn sich Ihr Kind nicht so verhält, wie Sie es von ihm erwarten. Finden Sie möglichst verhaltensnahe Formulierungen Ihrer Erwartungen und der Konsequenzen. Sagen Sie z. B.: »Wenn du heute Abend, nachdem du ins Bett gegangen bist, ruhig liegen bleibst (nicht rufen, nicht ins Wohnzimmer kommen), bekommst du morgen einen Sticker.« statt »Wenn du dich heute Abend gut benimmst, gibt's eine Belohnung.« Nur so können Sie davon ausgehen, dass Ihr Kind die Folgen seines Handelns begreift und sich dementsprechend verhalten wird.

    Suchen Sie zum Kommunizieren Situationen mit möglichst wenig Ablenkung, damit Ihr Kind seine Aufmerksamkeit voll auf Ihre Erklärungen lenken kann. Machen Sie deutlich, was Sie verändern wollen und was Sie von Ihrem Kind erwarten. Erklären Sie dabei neue Abläufe und Regeln

Kommunikation

Aufmerksamkeit

Sitzung 3

genau. Stellen Sie ebenso klar, wie Sie sich verhalten werden und welche Konsequenzen welches Verhalten Ihres Kindes haben wird.

3.3.3 Einigkeit der Eltern

Einigkeit

... hinsichtlich des Änderungsbedarfs: Wenn beide Eltern der Überzeugung sind, dass aufgrund des bestehenden Schlafproblems etwas geändert werden muss, ist ein großer Schritt in Richtung Besserung bereits getan. Umgekehrt sind die Aussichten auf Erfolg gering, wenn sich ein Elternteil den Änderungsmaßnahmen entgegenstellt. Einigkeit in diesem Punkt ist also eine wichtige Voraussetzung.

... hinsichtlich der zu ergreifenden Maßnahmen: Wenn Punkt 1 zutrifft, geht es im nächsten Schritt darum, sich auf eine Strategie zu einigen. Auch hier ist es wichtig, dass beide Eltern kooperieren.

... gegenüber Ihrem Kind: Ziehen Sie im Verhalten gegenüber Ihrem Kind an einem Strang und vertreten Sie gemeinsam, was Sie erreichen wollen. Sie drücken durch Ihre Einigkeit die Bedeutung aus, die Ihr Anliegen hat und geben Ihrem Kind Sicherheit. Wenn es widersprüchliche Signale von Ihnen erhält, weiß Ihr Kind nicht, was es glauben, denken und tun soll. Das führt zu Verwirrung und Unsicherheit und würde eher neue Schwierigkeiten schaffen als alte zu beheben.

Alle drei Punkte sind eine wichtige Voraussetzung für einen erfolgreichen Umgang mit dem Schlafproblem Ihres Kindes.

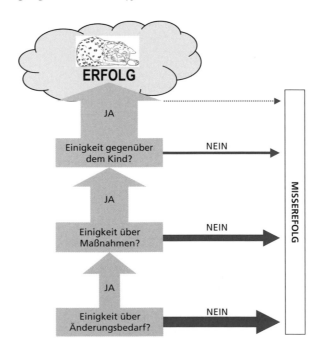

Abb. 8:
Einigkeit auf verschiedenen Ebenen als Voraussetzung für Erfolg beim Umgang mit Schlafproblemen

3.3.4 Konsequent sein und Grenzen setzen

Im Folgenden soll deutlich werden, weshalb elterliche Konsequenz außerordentlich wichtig für die Entwicklung Ihres Kindes ist.

Es ist wichtig, dass Sie das tun, was Sie gesagt und angekündigt haben: Worte und Taten müssen übereinstimmen, genauso wie verbale Äußerungen und Körpersprache zueinander passen müssen. Außerdem sollten sich die Eltern einig sein. Ziehen Sie an einem Strang, damit Ihr Kind weiß, woran es ist und was von ihm erwartet wird. Ihr Verhalten soll ferner über die Zeit hinweg konstant sein. Nur dann nimmt Ihr Kind Sie und Ihre Regeln ernst.

Konsequenz

Warum brauchen Kinder Grenzen?

Kinder durchlaufen von der Geburt bis zum Erwachsenenalter einen grundlegenden Prozess: von der völligen Abhängigkeit als Neugeborene bis zur Selbstständigkeit. Sie leben in ihrer kindlichen, magischen Welt, in der alles möglich scheint. Das ist eine wichtige, nahezu unerschöpfliche Quelle, die wir in der Hypnotherapie nutzen: Kinder finden hierdurch leichter neue Möglichkeiten und Lösungen.

Kinder brauchen die Orientierung durch die Eltern und die Umgebung, um ihren Platz in der »realen Welt« und der Familie zu finden. Grenzen, die gesetzt werden, geben Sicherheit, auch wenn zunächst häufig dagegen angerannt wird. Jedoch werden Stabilität und Sicherheit nur vermittelt, wenn die Strukturen Bestand haben. Etwas, wogegen man anrennen und rebellieren kann, ist etwas, das auch Schutz und Sicherheit gewährt. Ohne solche Anhaltspunkte sind Kinder verwirrt – wenn sie nicht wissen, woran sie sich halten sollen, fehlt ihnen der Halt im Leben.

Deshalb ist Konsequenz so bedeutend: Sie geben Ihrem Kind mit konsequentem Verhalten Sicherheit, Orientierung und Halt und helfen ihm, seinen Platz im Leben zu finden. Sie sind die Vertrauensperson, auf die sich Ihr Kind verlassen kann und die es fürs Großwerden braucht.

Regeln und Grenzen

Sitzung 3

> **Eltern**
>
> Durch Ihre *Konsequenz* geleiten Sie Ihrem Kind den Weg zum selbstständigen Handeln – *wie ein Kompass!*

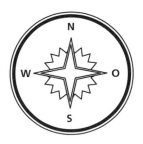

3.3.5 Selbstständigkeit beim Schlafen

Selbstständigkeit

Die beschriebenen Erziehungsstrategien helfen Ihrem Kind, selbstständig zu schlafen. Dabei lassen sich zwei Punkte unterscheiden:

1. *Selbstständig handeln:* Damit sind Verhaltensweisen gemeint, von denen das Kind gelernt hat sie mit Schlafen zu verbinden: Trinken, Fernsehen, Anwesenheit einer bestimmten Person etc. beim Einschlafen. Hier besteht das Ziel für das Kind darin, von solchen äußeren Faktoren unabhängig zu werden.
2. *Alleine schlafen können:* Selbstständig – im eigenen Bett und im eigenen Zimmer – zu schlafen, ist für Kinder wichtig bei dem Prozess, sich ohne Angst von den Eltern trennen zu können und sich als eigenständige Person zu sehen. Kinder sollen auf ihr eigenes Bett stolz sein und das Kinderzimmer soll seine Funktion als Schutzraum behalten.

Warum ist Selbstständigkeit beim Schlafen wichtig?

Kinder werden im Laufe ihres Lebens Schritt für Schritt selbstständiger, damit sie als Erwachsene ihr Leben gut meistern können. Auch das selbstständige Schlafen gehört zum Erwachsenwerden dazu und wird bei den meisten Kindern spätestens im Grundschulalter gelernt. Wenn Ihr Kind genau wie alle anderen Kinder in seinem Alter alleine schlafen kann, wird es stolz darauf sein. Dies fördert das Selbstbewusstsein und die weitere Entwicklung Ihres Kindes.

Auf diesem Weg helfen Sie Ihrem Kind am besten, indem Sie es dabei unterstützen, sich selbst zu helfen. Zeigen Sie Ihrem Kind, dass Sie Vertrauen in seine Fähigkeiten haben.

Wichtig: Kinder können und wollen das lernen, aber sie brauchen die Gelegenheit dazu.

3.3.6 Einen Plan machen ... Übung für die Eltern

Gehen Sie die Punkte »Einigkeit«, »Konsequenz« und »Selbstständigkeit« nochmals durch. Suchen Sie eine Situation aus, die mit dem Schlaf- oder Zubettgehverhalten Ihres Kindes zu tun hat und die Sie als schwierig empfinden. Gehen Sie für diese Situation die folgenden Fragen Schritt für Schritt durch. Formulieren Sie für diese Fragen jeweils Ihr Ziel (auf positive Formulierung achten). Benutzen Sie hierfür dieses Arbeitsblatt. Es ist außerdem sehr sinnvoll, diese Schritte in Zukunft auch auf andere Situationen anzuwenden.

Beantworten Sie die folgenden Fragen bis zur nächsten Elternsitzung.

Was will ich ändern?

_____

_____

_____

Was ist der erste Schritt?
Wie könnten wir vorgehen?

_____

_____

_____

Wofür entscheiden wir uns? Warum entscheiden wir uns für diese Lösung?

_____

_____

_____

Wie sagen wir es unserem Kind?

_____

_____

_____

Wie können wir unser Kind unterstützen und belohnen?

_____

_____

_____

_____

Welche Probleme können bei der Umsetzung unseres Plans auftreten?
Was können wir dann tun?

_____

_____

_____

_____

Sitzung 3

3.3.7 Beispiel zur Verhaltensanalyse »Ängstlichkeit: Nicht alleine schlafen können«

Was will ich ändern?
Dass Luise nicht mehr zu uns ins Elternbett kommt. (→ Negativformulierung)

Luise sollte alleine in ihrem Bett einschlafen und lernen, selbstständig mit ihrer Angst umzugehen. (→ Positivformulierung)

Dabei darauf achten, dass sich beide Elternteile in ihrem Veränderungswunsch einig sind.

Zwischenziele finden, die das Kind fordern, aber nicht überfordern

Was ist der erste Schritt?
Wie könnten wir vorgehen?
Da Luise Angst hat, wenn sie alleine in ihrem Zimmer einschlafen soll, überlegen wir uns Möglichkeiten, wie wir ihr helfen können, diese Angst zu bewältigen.

Wir haben dazu verschiedene Ideen:

- *Wir erinnern Luise daran, dass sie nun Kalimba mit seinem Mut-Mach-Fleck hat, der ihr hilft, besser zu schlafen.*
- *Wir besorgen ein Moskitonetz, das wir zur Abwehr der Monster, vor denen sich Luise fürchtet, wenn sie alleine in ihrem Bett liegt, über ihrem Bett aufhängen.*
- *Luise bekommt drei Bälle von uns. Sie hat die Möglichkeit, dreimal zu uns zu kommen, wenn sie Angst hat und muss dann jedes Mal einen ihrer Bälle bei uns abgeben, wenn sie kommt.*
- *Wenn Luise Angst hat, ist es für sie hilfreich, wenn wir ihr Sicherheit vermitteln. Wir geben ihr deshalb ein Seil in die Hand, das einer von uns an seinem Handgelenk befestigt. An diesem Seil kann sie ziehen, damit einer von uns zu ihr kommt.*
- *Wir erfinden eine Geschichte für Luise, die so ähnlich ist wie die Einschlafgeschichten von Kalimba und in der ein Mädchen dieselben Ängste hat, mit denen es umzugehen lernt.*
- *Wir streichen den dunklen Kleiderschrank, vor dem Luise nachts Angst hat, in einer hellen, bunten Farbe. Luise hilft dabei mit und lernt so, dass sie selbst etwas tun kann.*
- *Luise bekommt eine »Monster-Schreck-Taschenlampe« mit an ihr Bett. Wenn sie Angst bekommt, kann sie mit dieser Taschenlampe kurz nachschauen, ob alles in Ordnung ist und die Monster vertreiben.*
- *Wir basteln gemeinsam mit Luise einen »Monster-Käfig«, in den Luise die Monster einsperren kann, bevor sie ins Bett geht.*
- *Wir basteln gemeinsam mit Luise ein »Für Monster ist hier betreten verboten«-Schild, das sie an ihrer Zimmertür aufhängen kann, so dass die Monster draußen bleiben.*

Wofür entscheiden wir uns? Warum entscheiden wir uns für diese Lösung?

Wir entscheiden uns dafür, dass Luise drei Bälle mit an ihr Bett bekommt, von denen sie jeweils einen abgeben muss, wenn sie noch einmal zu uns kommen möchte. Diese Entscheidung treffen wir, weil diese Lösung zu Luises Alter passt und sie selbst diese Idee sehr gut findet. Auch wir finden es sehr gut, dass Luise so die Möglichkeit hat, noch einmal zu uns zu kommen, wenn sie Angst hat, und nicht gleich alleine ist mit ihrer Angst. Wenn sie diesen Schritt geschafft hat, werden wir die Anzahl der Bälle dann immer weiter reduzieren, bis Luise gelernt hat, mit ihrer Angst umzugehen und sie die Bälle nicht mehr benötigen wird. Zusätzlich dazu bekommt Luise eine Taschenlampe an ihr Bett, die sie als »Monster-Schreck« verwenden kann, wenn sie alleine im Bett Angst bekommt.

Wir wollen diese Lösung für mindestens eine Woche mit Luise ausprobieren, da sie an den ersten Abenden wahrscheinlich noch Probleme haben wird, wir uns aber nicht zu schnell entmutigen lassen wollen.

Wie sagen wir es unserem Kind?

Wir besprechen mit Luise beim Abendessen, dass wir uns überlegt haben, dass sie ja nun hier beim Training mitmacht und Kalimba mit seinen Zauberflecken hat. Wir sagen Ihr, dass wir jetzt glauben, dass sie sehr gut alleine in ihrem Bett schlafen könne, wo sie so viel Hilfe von Kalimba und dem Schlafstern bekommt. Außerdem weiß sie ja, dass wir immer nebenan sind.

Luise bekommt nun die drei Bälle von uns, von denen sie immer einen abgeben muss, wenn sie noch einmal zu uns kommt und wir sie zurück in ihr Bett bringen.

Wie können wir unser Kind unterstützen und belohnen?

Da es für Luise am Anfang nicht leicht sein wird, alleine in ihrem Bett zu schlafen, überlegen wir uns ein Belohnungssystem, um sie zu motivieren, alleine zu schlafen.

Gemeinsam mit Luise überlegen wir uns, in einen Kalender jedes Mal am Morgen Pluspunkte einzutragen, wenn Luise zurückgegangen ist. Für 15 Pluspunkte hintereinander vereinbaren wir gemeinsam eine Belohnung. Hält sich Luise nicht an die Abmachung, entfällt der jeweilige Pluspunkt.

Stufe 1:
Wenn Luise an einem Abend gar nicht kommt und am nächsten Morgen noch alle drei Bälle hat, bekommt sie vier Pluspunkte.
Stufe 2:
Wenn Luise an einem Abend einmal kommt und am nächsten Morgen noch zwei Bälle übrig hat, bekommt sie drei Pluspunkte.

Randbemerkungen:

Kind die neue Regel erklären

Kind an Strategien erinnern

Eltern glauben an Erfolg des Kindes

Belohnungssystem

Sitzung 3

Stufe 3:
Wenn Luise an einem Abend zweimal kommt und am nächsten Morgen noch einen Ball übrig hat, bekommt sie zwei Pluspunkte.
Stufe 4:
Wenn Luise an einem Abend dreimal kommt und am nächsten Morgen keine Bälle übrig hat, bekommt sie einen Pluspunkt.
Stufe 5:
Wenn Luise an einem Abend öfter als dreimal kommt, bekommt sie keine Pluspunkte.

Vorbereitung auf mögliche Hindernisse

Welche Probleme können bei der Umsetzung unseres Plans auftreten? Was können wir dann tun?
Das Hauptproblem wird sein, dass es uns schwer fallen könnte, es auszuhalten, wenn Luise Angst hat und deshalb die Gefahr besteht, dass wir nachgeben. Wir haben uns überlegt, uns abzuwechseln, wenn wir Luise zurückbringen, damit geregelt ist, wer geht und wir Eltern nicht erst selbst darüber diskutieren müssen.

Zeitlichen Rahmen festlegen

Gleichzeitig wissen wir, dass wir mit Luises Protest zu rechnen haben, aber darauf immer nur so reagieren, dass wir sagen: »Luise, du hast zusammen mit Kalimba gelernt, wie du alleine in deinem Bett schlafen kannst. Wir sind davon überzeugt, dass du das jetzt kannst. Außerdem kannst du ja dreimal zu uns kommen, wenn du Angst hast, denn du hast ja deine Bälle.« Wir unterstützen Luise, indem wir mit ihr die Strategien aus dem Training üben und sie daran erinnern, sie anzuwenden, dennoch geben wir nicht nach.
Für den Fall, dass einer von uns nachzugeben droht, vereinbaren wir ein geheimes Zeichen, mit dem der andere den Partner darauf hinweist, dies nicht zu tun. Falls einer von uns von unserer Vereinbarung abweichen möchte, vereinbaren wir, dass dies nur in Absprache mit dem Partner geschehen darf.

3.3.8 Beispiel zur Verhaltensanalyse »Kind will nicht ins Bett«

Was will ich ändern?
Dass Tom ins Bett geht, ohne zu trödeln und ohne Ausreden zu finden, warum er nicht schlafen kann. (→ Negativformulierung)
Tom sollte abends nach einem vereinbarten Zubettgehritual, dessen Dauer wir genau festgelegt haben, ins Bett gehen und dort bleiben. (→ Positivformulierung)

Dabei darauf achten, dass sich beide Elternteile in ihrem Veränderungswunsch einig sind.

Was ist der erste Schritt?
Wie könnten wir vorgehen?
Wir vereinbaren, dass wir mit Tom die Regeln für das Zubettgehritual und die Zubettgehzeit ganz genau ausmachen und auch schriftlich für ihn festhalten, damit er nachschauen kann, wenn er sich nicht mehr sicher ist. Außerdem können wir ihm dann sagen, dass er nachschauen kann und dass wir diese Regeln gemeinsam für ihn vereinbart haben.

Wofür entscheiden wir uns? Warum entscheiden wir uns für diese Lösung?
Da Tom nicht ins Bett gehen möchte und deshalb immer wieder etwas findet, das er noch braucht, um schlafen zu können und wir uns sicher sind, dass er keine Angst hat, sondern seinen Willen durchsetzen will, entscheiden wir, dass wir in der nächsten Zeit sehr konsequent darauf achten, dass Tom die Regeln auch einhält, die wir mit ihm vereinbaren.
  Wir wollen diese Regeln mindestens einen Monat lang konsequent durchhalten, damit sich Tom an die Regeln gewöhnen kann und lernt, sie einzuhalten.

Wie sagen wir es unserem Kind?
Wir besprechen mit Tom beim Abendessen, dass wir uns überlegt haben, dass wir nun, wie es auch Kalimba erklärt hat, ein Zubettgehritual vereinbaren möchten, das wir dann auch genau einhalten wollen. Wir vereinbaren, dass es eine feste Zubettgehzeit geben wird, zu der Tom ab jetzt jeden Abend ins Bett geht. Wir sagen Tom gemeinsam, dass wir fest daran glauben, dass er dies mit Kalimbas Hilfe schaffen kann.

Wie können wir unser Kind unterstützen und belohnen?
Da es für Tom am Anfang nicht leicht sein wird, sich an die neuen Regeln zu halten und jeden Abend zur gleichen Zeit ins Bett zu gehen, vereinbaren wir mit Tom ein Belohnungssystem, um ihn zu motivieren.
  Gemeinsam mit Tom überlegen wir uns, in einen Kalender jedes Mal am Morgen Pluspunkte einzutragen, wenn Tom sich an die vereinbarten Regeln für das Zubettgehen gehalten hat. Für 10 Pluspunkte hintereinander vereinbaren wir gemeinsam eine Belohnung. Hält sich Tom nicht an die Abmachung, entfällt der jeweilige Pluspunkt.

Stufe 1:
Wenn sich Tom am Abend an alle Regeln und an das Zubettgehritual hält und gar nicht nach uns ruft, bekommt er zwei Pluspunkte.
Stufe 2:
Wenn Tom am Abend noch einmal nach uns ruft, bekommt er einen Pluspunkt.
Stufe 3:
Wenn sich Tom am Abend nicht an die Regeln hält und mehr als einmal nach uns ruft, bekommt er keinen Pluspunkt.

Marginalien:
Zwischenziele finden, die das Kind fordern, aber nicht überfordern

Kind die neuen Regeln erklären

Kind an Strategien erinnern

Eltern glauben an Erfolg des Kindes

Belohnungssystem

Sitzung 3

Vorbereitung
auf mögliche
Hindernisse

Welche Probleme können bei der Umsetzung unseres Plans auftreten? Was können wir dann tun?

Das Hauptproblem wird sein, dass Tom am Anfang wahrscheinlich versuchen wird, sich durchzusetzen und weiter länger aufzubleiben. Deshalb haben wir uns überlegt, dass wir uns abends abwechseln, wenn wir Tom ins Bett bringen.

Gleichzeitig wissen wir, dass wir mit Toms Protest zu rechnen haben, aber darauf immer nur so reagieren, dass wir sagen: »Tom, du hast nun mit Kalimba gelernt, besser zu schlafen und wir haben feste Regeln vereinbart, an die wir uns alle halten wollen. Wenn du dich nicht an die Regeln hältst, dann kennst du die Konsequenzen. Du bekommt dann keinen Pluspunkt.«

Für den Fall, dass einer von uns droht nachzugeben, vereinbaren wir ein geheimes Zeichen, mit dem der andere den Partner darauf hinweist, dies nicht zu tun. Falls einer von uns von unserer Abmachung abweichen möchte, vereinbaren wir, dass dies nur in Absprache mit dem Partner geschehen darf.

3.4 Anwendung positiver Verstärkung: Entwickeln eines weiterführenden Belohnungssystems

Belohnungssystem

Es geht darum, ein weiterführendes Belohnungssystem zu entwickeln, das nach dem Training zuhause mit dem Kind vereinbart wird. Ziel ist es, den Mechanismus der positiven Verstärkung durch klar abgesprochene Vereinbarungen weiter zu nutzen und langsam ausschleichen zu lassen. Dann sollte das Problemverhalten verschwunden und das gewünschte Verhalten etabliert sein. Dabei wird zusätzlich langfristig eine positive Eltern-Kind-Interaktion erreicht. Es lohnt sich also! Das neue Belohnungssystem sollte folgende Eigenschaften haben:

- Es soll sich über vier Wochen nach dem letzten Kindertreffen erstrecken.
- Formulieren Sie gegenüber Ihrem Kind klar, welches Verhalten von ihm erwartet wird. Treten Sie dabei als Eltern gemeinsam und als eine Stimme (*Einigkeit*) auf.
- Formulieren Sie gegenüber Ihrem Kind verständlich und klar (*Kommunikation*), welche Konsequenzen ein Nicht-Einhalten der Vereinbarung hat, nämlich das Ausbleiben der gewünschten Belohnung. Zeigen Sie (beide Eltern!) *Konsequenz* in der Verfolgung dieser Vereinbarung.
- Loben Sie Ihr Kind für das Zeigen erwünschten Verhaltens (*positive Verstärkung*). Tun Sie dies immer möglichst zeitnah.
- Am Ende der vier Wochen sollte eine angemessen große (nicht zu groß, nicht zu klein) und für das Kind sehr attraktive Belohnung stehen. Die Belohnung sollte wiederum nicht rein materieller Natur sein. Denken Sie

daran: Die Zeit, die Sie vorher mit Streit mit Ihrem Kind verbracht haben, sollten Sie nun besser in eine schöne gemeinsame Aktivität investieren!

> **Tipp:**
> Gut funktionieren auch Wochenziele, die für Ihr Kind attraktiv und erreichbar sind! So motivieren Sie es, mitzumachen und bis zum Ende bei der Stange zu bleiben! Außerdem bleibt der Zeitraum, in dem Ihr Kind seine Punkte sammelt, für es leichter überschaubar.
>
> Da Sie ja wissen, wann der Belohnungssystemzeitraum vorbei ist, sollten Sie schon zu Beginn einen Tag am Wochenende nach dem Ende des Belohnungssystemzeitraumes für das Einlösen der Belohnung reservieren. So gewährleisten Sie, dass Sie Ihr Versprechen auch halten (*Konsequenz*) und kommen nicht durch kurzfristige Planung in Zeitnot.

3.4.1 Vorschlag für ein weiterführendes Belohnungssystem

So könnte Ihre Lösung aussehen:

- Über vier Wochen hinweg soll Ihr Kind möglichst täglich, mindestens fünfmal pro Woche, eine KiSS-Trance seiner Wahl hören.
- Wenn es abends über Einschlafprobleme klagt, wird vereinbart, dass es zunächst versucht, mithilfe der Sorgenkiste, Kalimba, den Zauberflecken oder der Selbsthypnose einzuschlafen. Erinnern Sie Ihr Kind hier an seinen KiSS-Werkzeugkasten.
- Wenn diese beiden Vereinbarungen an einem Tag eingehalten wurden, darf Ihr Kind einen Aufkleber in seine neue Schlafmappe kleben (*Belohnung, positive Verstärkung*).
- Wenn am Ende einer Woche sechs Aufkleber in der Mappe sind, bekommt Ihr Kind eine neue Mitmachkarte (das kann auch ein Bild, ein anderer Aufkleber etc. sein, das Ihr Kind sammelt oder gerne hat). Dies zählt als ein »Wochenerfolg« (*Belohnung, positive Verstärkung, Wochenziele*).
- Nach vier Wochen und drei »Wochenerfolgen« wurde vereinbart, dass Sie gemeinsam ins Erlebnisbad nach XY fahren. Diese Abmachung sollten Sie möglichst zeitnah realisieren.

Hausaufgaben (Sitzung 3/E2)

... für Sie, die Eltern

Zum Abhaken Hausaufgaben (Sitzung 3/E2)

☐ 1. Bearbeiten Sie die Übung mit den Abbildungen zur Verhaltensanalyse und machen Sie ähnlich wie im Beispiel einen Plan, wie Sie das Verhalten Ihres Kindes verändern möchten.

☐ 2. Entwickeln Sie die Fortsetzung des Belohnungssystems für einen Zeitraum von vier Wochen im Anschluss an das Training. Bedenken Sie dabei die gegebenen Ratschläge. Bereiten Sie dies so vor, dass Sie das neue Belohnungssystem in E3 vorstellen und besprechen können.

☐ 3. Bitte arbeiten Sie die Inhalte dieser Sitzung sorgfältig durch. Sie sind essentiell für einen Trainingserfolg.

☐ 4. Achten Sie darauf, dass Ihr Kind die Übungsaufkleber in seinen Mitmachbogen einklebt. Für jedes Mal Üben darf ein Aufkleber beim betreffenden Tag eingeklebt werden.

☐ 5. Bitte führen Sie das Schlafprotokoll vollständig und korrekt.

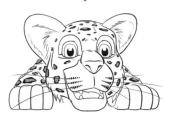

... für Ihr Kind

☐ 1. In dieser Woche sollte Ihr Kind die zweite Imaginationsübung anhören (Titel 2). Auch diese sollte es bis zur nächsten Kindersitzung mindestens fünfmal hören (täglich ist natürlich auch erlaubt!). Wie bereits erwähnt, empfehlen wir, hierfür eine fest eingerichtete Zeit einzuhalten. Ihr Kind sollte in dieser Zeit und in dem Raum, in dem es übt, unbedingt Ruhe haben und keinesfalls gestört werden! (Die Übung dauert etwa 15 Minuten.) Außerdem sollte Ihr Kind die *Selbsthypnoseübung* (Titel 3) mindestens an fünf Tagen hören (täglich ist natürlich auch erlaubt!). Für jeden Tag, an dem Ihr Kind beides geübt hat, darf es sich *einen Aufkleber* in seinen Mitmachbogen einkleben.

☐ 2. Ihr Kind sollte seine ersten ganz persönlichen eigenen Schlaf- und Zauberflecken auf seinem kleinen Kalimba bereits gefunden haben und dazu schreiben oder malen, wofür sie gut sind. Im Laufe des Trainings werden immer weitere Flecken hinzukommen.

☐ 3. Ihr Kind sollte seinen eigenen Schlafstern an einer von ihm auserkorenen und vom Bett aus gut sichtbaren Stelle anbringen.

Mitbringen (zu Sitzung 4, K2)

Sorgen Sie bitte dafür, dass Ihr Kind zu K2 Folgendes mitbringt:

- Seine *Sorgenkiste* (hierfür erhält Ihr Kind einen Extra-Mitmachaufkleber)
- Seine *Mitmachmappe*
- Seinen kleinen *Kalimba*
- Seine *Zeichnung von einem magischen Schlafflecken auf Kalimba*
- Seine *Decke*

Sitzung 3 (E2) – Teil 2: Überblick über Sitzung 4 (K2) für die Eltern

4.1 Thema Sitzung 4 (K2): Problemlöse- strategien

4.1.1 Wiederholung der therapeutischen Elemente aus K1

Hier werden wir das Gelernte aus der ersten Kindersitzung wiederholen. Wir werden besprechen, was bereits angewandt wurde und wie erfolgreich dies war. Hier können die Kinder ihre erste Mitmachkarte bekommen, wenn sie in der letzten Woche sechs Kalimba-Aufkleber gesammelt haben.

Kindersitzung K2

4.1.2 Schlechte Träume wegpusten mit dem Zauberatem

Nach der Wiederholung des Zauberatems lernen die Kinder, dass sie mithilfe des Zauberatems in der Nacht schlechte Träume wegpusten können.

4.1.3 Das eigene Bett ist wichtig

Kalimba erklärt, warum das Bett etwas ganz Besonderes sein soll.

4.1.4 Schlafritual

Kalimba erklärt, warum es gut ist, regelmäßige Gewohnheiten vor dem Zubettgehen zu haben und wie das bei jedem aussieht.

4.1.5 Die Sorgenkiste

Störende Gedanken, die am Einschlafen hindern, können in die Sorgenkiste gelegt werden, um sie dort aufzubewahren und nicht mehr darüber nachdenken zu müssen.

4.1.6 Umgang mit Alpträumen

Manchmal leiden die Kinder zusätzlich unter Alpträumen. Diese Strategie soll den Kindern dabei helfen, mit Alpträumen besser umzugehen und die Angst davor zu reduzieren.

4.1.7 Spaziergang durch den Zoo

Kalimba hat seine Freunde aus dem Zauberland mitgebracht. Mit diesen machen die Kinder einen Spaziergang durch den Zoo und besuchen die Tiere nacheinander. Die Kinder massieren sich dabei gegenseitig, indem sie den Gang der Tiere auf dem Rücken ihres Partners nachmachen.

4.1.8 Heldengeschichten-Brainstorming

Die Kinder erhalten die Hausaufgabe, bis zur nächsten Kindersitzung eine Geschichte zu schreiben oder zu malen, in der sie der Held sind.

4.1.9 Imaginationsübung: Schlafbaum

In der nächsten Imaginationsübung besuchen die Kinder ihren ganz persönlichen Schlafbaum. Die Vorstellung der Einschlafsituation mit einem Schlafbaum, an dem sich Kapseln mit »Schlafbringern« öffnen, unterstützt die physiologische Ausschüttung von Schlafhormonen.

4.1.10 Anleitung zur Selbstimagination

In der Selbsthypnose wird den Kindern vermittelt, dass sie sich jederzeit Unterstützung von Kalimba holen können.

Hausaufgaben (Sitzung 4/K2)

... für Sie, die Eltern

Zum Abhaken

- ☐ 1. Achten Sie darauf, dass Ihr Kind die Übungsaufkleber in seinen Mitmachbogen einklebt. Für jedes Mal Üben darf ein Aufkleber beim betreffenden Tag eingeklebt werden.
- ☐ 2. Besorgen Sie gemeinsam mit Ihrem Kind für das Heldengeschichten-Bild einen *Rahmen*, damit es dafür in seinem Zimmer

einen Platz an der Wand finden kann (genaueres siehe unter
»... für Ihr Kind«).

☐   3. Bitte führen Sie das Schlafprotokoll vollständig und korrekt!

☐   4. Besorgen Sie gemeinsam mit Ihrem Kind eine größere Kiste oder
einen kleinen Koffer, der dem Kind als *Schlafwerkzeugkasten*
dienen soll. Hier sollen alle Materialien aus dem KiSS-Training
hineinpassen und das nächste Mal mitgebracht werden.

☐   5. Lassen Sie sich die in K2 erlernten Strategien von Ihrem Kind
zeigen! Ermuntern Sie Ihr Kind z. B. so: »Die Sorgenkiste – wie
funktioniert die denn?« Die hier dazu jeweils gegebenen Beschreibungen dienen Ihnen lediglich zur Kontrolle, ob Ihr Kind
die Strategie auch vollständig und korrekt anwendet. Geben
Sie Ihrem Kind das Gefühl, dass es viel Interessantes erfolgreich
gelernt hat und zeigen Sie vor allem Ihr Interesse daran.

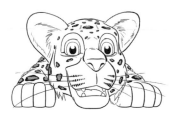

... für Ihr Kind

☐   1. In dieser Woche sollte Ihr Kind die zweite Imaginationsübung
anhören (Titel 2). Auch diese sollte es bis zur nächsten Kindersitzung mindestens fünfmal hören (täglich ist natürlich auch
erlaubt!). Wie bereits erwähnt, empfehlen wir, hierfür eine fest
eingerichtete Zeit einzuhalten. Ihr Kind sollte in dieser Zeit und
in dem Raum, in dem es übt, unbedingt Ruhe haben und keinesfalls gestört werden! (Die Übung dauert inklusive Ruhe etwa
15 Minuten.)

☐   2. Ihr Kind sollte die *Selbsthypnoseübung* (Titel 3) mindestens an
fünf Tagen hören (täglich ist natürlich auch erlaubt!). Für jeden
Tag, an dem Ihr Kind die Selbsthypnoseübung und die zweite
Trance hört, darf es sich *einen Aufkleber* in seinen Mitmachbogen einkleben.

☐   3. *Sorgenkiste* ausprobieren.

☐   4. Eine *Heldengeschichte* mit sich als Helden erfinden, in dem die
Begriffe von den drei Kärtchen vorkommen, die Ihr Kind aus
der Sitzung mitgenommen hat. Ihr Kind soll dann versuchen
ein Bild zu malen, das zu dieser Geschichte passt. (*Definition*
»Held«: Ein Held ist nach unserer Erklärung jemand, der etwas
ganz Mutiges macht, vor allem, wenn man sich vorher nicht
getraut hat.)

Mitbringen (zu Sitzung 5, K3)

Sorgen Sie bitte dafür, dass Ihr Kind Folgendes zu K3 mitbringt:

- Sein *Bild* mit der *Heldengeschichte* in einem *Rahmen*
- Seinen *Werkzeugkasten* gefüllt mit allen KiSS Materialien (Sorgenkiste, Schlafstern, Imaginationsübungen, Kalimba, die Mitmachmappe)
- Seinen beklebten *Mitmachbogen* in seiner *Mitmachmappe*
- Seinen kleinen *Kalimba*
- Seine *Decke*

Sitzung 3 (E2) – Teil 3: Überblick über Sitzung 5 (K3) für die Eltern

5.1 Thema Sitzung 5 (K3): Mein Werkzeugkasten – Was ich jetzt alles kann

5.1.1 Was klappt, was klappt nicht – Als Gruppe neue Ideen finden

Die bisher vermittelten Inhalte werden wiederholt und die Hausaufgaben kontrolliert. Die Kinder können ihre zweite Mitmachkarte erhalten, wenn sie fünf Kalimba-Aufkleber gesammelt haben.

Kindersitzung K3

5.1.2 Heldengeschichte erzählen

Die Kinder erzählen ihre Heldengeschichte und wie es ist, ein Held zu sein. Anschließend wird die Übertragung des Heldengefühls auf den Schlaf besprochen.

5.1.3 Inhalte des Werkzeugkastens

Zusammen mit Kalimba besprechen die Kinder, was alles in ihren Schlafwerkzeugkasten gehört und wie sie die einzelnen Werkzeuge benutzen können, um die Inhalte der Sitzungen noch einmal festigen zu können.

5.1.4 Quiz mit Lernzielkontrolle

Die Kinder werden spielerisch danach gefragt, was sie in Problemsituationen tun können und welches »Schlafwerkzeug« sie anwenden können.

5.1.5 Imaginationsübung: Die Geschichte vom kleinen Kalimba

In der letzten hypnotherapeutischen Übung hören die Kinder die Geschichte vom kleinen Kalimba. Dieser lernt, dass er auch im Dunkeln sehen kann und verliert dadurch seine Angst vor der Dunkelheit. Mithilfe des »Beschützer-Flecks« können sich die Kinder viele Beschützertiere zur Unterstützung holen.

5.1.6   Zum Schluss: Kalimbas Heimreise

Der große Kalimba verabschiedet sich von den Kindern und reist mit seiner Zauberrakete wieder zurück ins Zauberland.

5.1.7   Urkunden

Jedes Kind erhält für seine Teilnahme an Kalimbas Zauberschlaftraining eine Urkunde als Erinnerung.

Hausaufgaben (Sitzung 5/K3)

... für Sie, die Eltern

Zum Abhaken

☐   1. Bitte arbeiten Sie die Inhalte der Sitzung E2 nochmals sorgfältig durch. Das Verinnerlichen der dort vermittelten Strategien ist essentiell für den Trainingserfolg. Wir werden versuchen die Inhalte in E3 anzuwenden.

☐   2. Bearbeiten Sie die Übung mit den Abbildungen zur Verhaltensanalyse und die Übung zu Einigkeit, Konsequenz und Selbstständigkeit aus E2.

☐   3. Entwickeln Sie die Fortsetzung des Belohnungssystems für einen Zeitraum von vier Wochen im Anschluss an das Training. Bedenken Sie dabei die gegebenen Ratschläge. Bereiten Sie dies so vor, dass Sie das neue Belohnungssystem in E3 vorstellen und besprechen können.

☐   4. Achten Sie darauf, dass Ihr Kind die Übungsaufkleber in seinen Mitmachbogen einklebt. Für jedes Mal Üben darf ein Aufkleber beim betreffenden Tag eingeklebt werden.

☐   5. Bitte führen Sie das Schlafprotokoll vollständig und korrekt.

☐   6. Erinnern Sie Ihr Kind immer zuerst an die Inhalte seines Werkzeugkastens, wenn es nach Hilfe beim Einschlafen verlangt! Vermeiden Sie es, dem Kind Lösungen oder Hilfsinstrumente anzubieten und vorzuschlagen. Unterstützen Sie es, stets eigene für sich passende Hilfe zu finden nach dem Motto: »Was könnte Dir denn jetzt dabei helfen?«

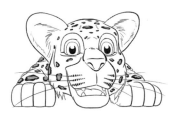

... für Ihr Kind

☐ 1. In dieser Woche sollte Ihr Kind die dritte Imaginationsübung anhören (Titel 4). Auch diese sollte es im Rahmen des mit Ihnen vereinbarten weiterführenden Belohnungssystem mindestens fünfmal wöchentlich hören (täglich ist natürlich auch erlaubt!). Wie bereits erwähnt, empfehlen wir, hierfür eine fest eingerichtete Zeit einzuhalten. Ihr Kind sollte in dieser Zeit und in dem Raum, in dem es übt, unbedingt Ruhe haben und keinesfalls gestört werden! (Die Übung dauert etwa 15 Minuten inklusive Ruhe). Außerdem sollte Ihr Kind die *Selbsthypnoseübung* (Titel 3) mindestens an fünf Tagen hören (täglich ist natürlich auch erlaubt!). Für jeden Tag, an dem Ihr Kind beides geübt hat, darf es sich *einen Kalimba-Aufkleber* in seinen Mitmachbogen einkleben.
☐ 2. Regen Sie Ihr Kind dazu an, die *Atemübungen* und seinen *KiSS-Werkzeugkasten* anzuwenden.

Mitbringen (zu Sitzung 6, E3)

Bringen Sie bitte Folgendes zu E3 mit:

• Die ausgefüllten *Schlafprotokolle seit E2*
• Ihr *Elternmanual*

Sitzung 5

Sitzung 6 (E3): Wiederholung & Durch-halten

6.1   Tipps zum Belohnungssystem

Belohnungssystem

Damit Ihr Belohnungssystem erfolgreich sein kann, ist es wichtig, die folgenden Punkte zu beachten:

- Sind die *Anforderungen* realistisch, erreichbar, attraktiv?
- Ist die *Belohnung* attraktiv, angemessen, zeitnah umzusetzen?
- Sind die *Konsequenzen* sehr unattraktiv beim Ausbleiben der Belohnung?

6.2   Typische Fallen

Fallen erkennen

Ihnen und Ihrem Kind geht es nicht jeden Tag gleich. Mal ist es leichter, sich an die Dinge zu halten, die Sie gemeinsam vereinbart haben, mal ist es schwerer. Wenn Sie in schwierigen Momenten kurz davor sind, alles über Bord zu werfen, denken Sie daran:

»Wenn ich schwach werde, zeige ich meinem Kind, dass die Regeln nicht zuverlässig sind und es wird sich wieder so verhalten wie früher. Es wird lernen, wenn es z. B. nur lange genug an meinem Bett steht und bettelt, kann es mich umstimmen.«

Es ist also wichtig, dass Sie möglichst auch in schwierigen Situationen nicht nachgeben und dass Sie nur Dinge mit Ihrem Kind vereinbaren, die Sie auch durchhalten können.

Natürlich wird man all dieser guten Vorsätzen zum Trotz hin und wieder schwach. Sorgen Sie dann dafür, dass es eine Ausnahme bleibt, indem Sie direkt danach umso konsequenter das einhalten, was vereinbart war. Da Ihr Kind schon einmal gelernt hat, sich anders bzw. besser zu verhalten (z. B. alleine einzuschlafen), wird es das mit Ihrer Konsequenz schnell auch wieder schaffen.

6.3 Hintergründe des eigenen Verhaltens erkennen

Das Verhalten von Eltern im Umgang mit ihren Kindern in Problemsituationen wird meist durch zwei im Hintergrund stehende Gedanken beeinflusst: Zum einen haben Eltern oft die Angst, ihr Kind zu traumatisieren, wenn sie es beim Schlafen beispielsweise in seinem Bett alleine und nicht mehr im Elternbett schlafen lassen. Der zweite Gedanke ist die Angst, sich nicht gegen das eigene Kind durchsetzen zu können, weil es mit seinen Ansprüchen stärker ist als man selbst. Die zwei großen Themen sind also meist: Angst und Macht.

Um mit schwierigen Situationen umgehen zu können, sollten Sie sich überlegen, welches Thema im Umgang mit Ihrem Kind gerade die größere Rolle spielt. Zur Unterscheidung zwischen Angst beim Kind und Machtansprüchen durch Ihr Kind kann folgende Frage hilfreich sein:

Kann nur ich mein Kind trösten, wenn es Angst hat oder kann das auch eine andere Person?

→ Wenn nur Sie Ihr Kind trösten können, steht vermutlich das Thema »Macht« im Vordergrund. Ihr Kind versucht, durch sein Verhalten Ihre Aufmerksamkeit zu bekommen, um seine Ansprüche durchzusetzen.

→ Wenn jedoch Angst im Vordergrund steht, kann auch eine andere vertraute Person Ihr Kind trösten und ihm Schutz und Sicherheit geben (z. B. Oma, Opa oder Babysitter).

Je nachdem, welches Thema die Interaktion mit Ihrem Kind gerade prägt, unterscheiden sich die Strategien, wie Sie mit dem Problem umgehen können.

Steht das Thema »Macht« im Vordergrund, ist vor allem ein konsequentes Verhalten Ihrerseits notwendig, damit Ihr Kind merkt, dass Sie die Eltern sind und der Kompass für Ihr Kind.

Steht das Thema »Angst« im Vordergrund, können Strategien hilfreich sein, die Sicherheit und Schutz vermitteln: z. B. eine Taschenlampe am Bett, ein Faden, der die Eltern mit dem Kind verbindet, drei Bälle (vgl. »Ängstlichkeit: Nicht alleine schlafen können«).

Eigenes Verhalten analysieren

6.4 Metaphern & Geschichten

Auf den Seiten der ersten Sitzung haben wir Ihnen unsere Geschichtensammlung vorgestellt und Tipps fürs Erzählen gegeben. Jetzt möchten wir Ihnen einige Anregungen zum Selbstfinden von Geschichten geben. Natürlich ist Ihre Phantasie stets das Wichtigste. Uns geht es hier um Hinweise für Sie, wie die Geschichten eine möglichst unterstützende oder heilsame Wirkung bekommen. Sie können die Tipps Schritt für Schritt zur Entwicklung eigener Geschichten verwenden.

6.4.1 Tipps für das Selbsterfinden von Geschichten (nach Brett 2000)

Geschichten selbst erfinden

1. Versetzen Sie sich in die Lage Ihres Kindes. Versuchen Sie, das Problem aus seiner Sicht zu sehen. Wie fühlt sich Ihr Kind?
2. Überlegen Sie sich die Botschaft der Geschichte. Welche Art von Lösung oder Entscheidungshilfe wollen Sie Ihrem Kind damit nahebringen (z. B. dass man bei Freunden Trost findet)?
3. Erfinden Sie einen Helden (oder eine Heldin), der die Schwierigkeiten Ihres Kindes repräsentiert. Er (oder sie) kann z. B. dieselben oder ähnliche Ängste oder Sorgen haben. Dadurch kann sich Ihr Kind mit diesem Helden identifizieren und selbst an der Geschichte Anteil nehmen.
4. Geben Sie dem Helden Stärken und Talente, die auch Ihr Kind besitzt. Das zeigt, dass jeder auch starke Seiten hat – selbst wenn er sich fürchtet oder Probleme hat. In einer solchen Lage wird das oft vergessen.
5. Entwickeln Sie die Handlung so, dass sie den Konflikt Ihres Kindes zeigt und führen Sie es dann zu der positiven Lösung.
6. Achten Sie beim Erzählen auf die Reaktionen Ihres Kindes. Sie können gut erkennen, wann Ihre Geschichte Ihr Kind berührt, wann es von ihr gefesselt scheint.
7. Reagieren Sie auf Fragen oder Kommentare Ihres Kindes. Oft ist es genauso gut, statt einer Antwort eine Frage zurückzugeben: »Was denkst du denn?« Beides gibt wertvolle Hinweise darauf, wie und was Ihr Kind denkt.
8. Wenn Sie den Grund der kindlichen Probleme nicht kennen, können Sie während der Geschichte Fragen stellen, um Hinweise auf solche Hintergründe zu erhalten.
9. Wenn Ihr Kind eine Lösung versucht, die Sie in einer Geschichte vorgeschlagen haben, und sie nicht klappt, erzählen Sie eine Fortsetzungsgeschichte von einem Kind, dem das genauso ging und das nicht aufgab und eine andere Lösung fand. Es ist auch gut, hier zu betonen, wie stolz das Kind darauf war, dass es immer neue Versuche startete.
10. Achten Sie darauf, dass Ihre Wortwahl und die Dauer der Geschichte Ihrem Kind angemessen sind.

Das Wichtigste beim Erfinden und Erzählen von Geschichten ist, dass weder Sie noch Ihre Geschichte perfekt sein müssen! Korrigieren Sie sich einfach, wenn Ihr Kind einen »Fehler« in der Geschichte bemerkt. Es kann sehr amüsant sein, wenn Mama oder Papa nicht einmal eine einfache Geschichte behalten können.

6.5 »Muss«- und »Kann«-Regeln nochmals ausfüllen

6.5.1 Schlafregeln-Checkliste

Eltern

Überprüfen Sie nochmals, welche Schlafregeln der *»Muss«-Kategorie* Sie schon umsetzen, und um welche sie sich noch kümmern müssen. Ziehen Sie die Auflistung aus der ersten Sitzung (E1) zum Vergleich heran!

Checkliste: »Muss«-Regeln	☺ Halten wir ein	! Wollen wir noch einhalten
Regelmäßige Aufsteh- und Zubettgehzeiten (maximaler Unterschied: 1 h) Regelmäßigkeit (nicht nur in Bezug auf die Schlafenszeiten, sondern auch Essenszeiten) stellt eine notwendige Voraussetzung dafür dar, dass sich die verschiedenen biologischen Rhythmen des Körpers Ihres Kindes aufeinander abstimmen können. Die Einhaltung einer regelmäßigen Aufstehzeit ist dabei am wichtigsten, denn die Aufstehzeit ist für unsere biologischen Rhythmen der »Ankerpunkt«.	☐	☐
Wenn Nickerchen, dann maximal 10 Minuten und vor 15.00 Uhr Zu viel und zu spätes Schlafen tagsüber kann dazu führen, dass Ihr Kind am Abend nicht müde ist und erst spät einschlafen kann. Schläft Ihr Kind jedoch noch nachmittags, so sollte dieser kurze Schlaf von ca. 10 Min. vor 15:00 Uhr stattfinden.	☐	☐
Bei Müdigkeit umgehend ins Bett Eindösen z. B. auf dem Sofa vor dem Fernseher kann das Einschlafen im Bett erschweren.	☐	☐
Ernährung: 1–2 Stunden vor dem Zubettgehen nur leicht verdauliche Nahrung, vor allem abends keine koffeinhaltigen Getränke (z. B. Cola, Spezi, Energydrinks) Bei der Verdauung muss der Körper arbeiten und das macht wach. Koffein regt den Körper an und erschwert oder verhindert so das Einschlafen.	☐	☐
2 h vor dem Zubettgehen kein Fernsehen/Computerspielen Die vielen Geräusche und Bilder müssen vom Körper verarbeitet werden, machen Ihr Kind wach und hindern es am Einschlafen.	☐	☐

Sitzung 6

Checkliste: »Muss«-Regeln	☺ Halten wir ein	! Wollen wir noch einhalten
Körperliche und geistige Aktivität tagsüber fördern, 1–2 h vor dem Schlafengehen ruhigen Beschäftigungen nachgehen Wenn Ihr Kind tagsüber geistig und körperlich gefordert wird, fördert dies die Müdigkeit am Abend. 1–2 Stunden vor dem Schlafengehen sollte Ihr Kind jedoch zur Ruhe kommen, damit sich der Körper auf den Schlaf vorbereiten kann.	☐	☐
Zapfenstreich: 21.00 Uhr Je nach Alter und persönlichem Bedarf brauchen Kinder unterschiedlich viel Schlaf. Wir empfehlen bei Kindern im Alter zwischen 5–10 Jahren, spätestens um 21.00 Uhr das Licht auszumachen.	☐	☐
Das Bett ist NUR zum SCHLAFEN da! Dadurch lernt der Körper, dass im Bett geschlafen wird und kann sich darauf vorbereiten. Außerdem werden Dinge, die den Schlaf stören, wie z. B. Hausaufgaben, Lesen oder Toben, nicht mit dem Bett verbunden.	☐	☐
Regelmäßiges Zubettgehritual Ein Zubettgehritual besteht aus bestimmten Handlungen, die vor dem Zubettgehen immer in der gleichen Reihenfolge durchgeführt werden (z. B. Umziehen für die Nacht, Zähneputzen, eine Geschichte auf dem Sofa). Dies bereitet sowohl Ihr Kind als auch seinen Körper auf das Schlafen vor. Das Zubettgehritual sollte aber nicht länger als 30 Minuten dauern.	☐	☐
Schicken Sie Ihr Kind NIEMALS zur Strafe ins Bett! Dadurch wird das Bett und das Im-Bett-Sein etwas Schlechtes und Unangenehmes für Ihr Kind.	☐	☐

6.5.2 Schlafregeln-Checkliste

Eltern

Überprüfen Sie nochmals, welche Schlafregeln der *»Kann«-Kategorie* Sie schon umsetzen und um welche sie sich noch kümmern wollen. Ziehen Sie die Auflistung aus der ersten Sitzung (E1) zum Vergleich heran!

Checkliste: »Kann«-Regeln	☺ Halten wir ein	! Wollen wir noch einhalten
Elternbett: Ein exklusiver Zufluchtsort Das Elternbett sollte nur ein Zufluchtsort in Ausnahme-situationen sein. Das Kinderzimmer soll für Ihr Kind die Aufgabe des eigenen Schutzraums haben und behalten. Ihr Kind sollte auf sein eigenes Bett stolz sein. Überlegen Sie, was Sie dazu noch beitragen können (siehe auch Gestaltung des Schlafplatzes).	☐	☐
Schlafförderliche Schlafumgebung Machen Sie abends im Zimmer Ihres Kindes kein helles Licht und beseitigen Sie möglichst alle Lärmquellen. Rauchen Sie nicht in Ihrer Wohnung, denn dies stört den Schlaf Ihres Kindes.	☐	☐
Nächtliches Aufwachen: kein Licht, kein Essen So verhindern Sie, dass Ihr Kind durch das Licht noch wacher wird und dass es Ihre Zuwendung mit Hellig-keit und die Dunkelheit mit Alleinesein verbindet. Regelmäßiges Essen in der Nacht führt innerhalb kurzer Zeit dazu, dass der Körper nachts von selber wach wird, weil er erwartet, »gefüttert« zu werden.	☐	☐
Bringen Sie Ihr Kind möglichst abwechselnd ins Bett Dies vermeidet zum einen, dass das Schlafengehen an eine bestimmte Person gekoppelt ist und fördert somit die Selbstständigkeit Ihres Kindes bezüglich des Ein-schlafens. Zum anderen erfährt Ihr Kind dadurch von Ihnen beiden die nötige Zuwendung und muss sie nicht später durch wiederholtes Aufstehen und Quen-geln »nachbessern«.	☐	☐
Keine Uhr am Bett Der Blick auf die Uhr kann Ihr Kind, falls es älter ist, un-ter Druck setzen (»Jetzt ist es schon 24.00 Uhr und ich schlafe immer noch nicht.«) und dadurch den Schlaf stören. Drehen Sie am besten den Wecker/die Uhr Ihres Kindes so, dass Ihr Kind ihn/sie gar nicht sehen kann oder stellen Sie ihn/sie ganz weg.	☐	☐
Kind wach ins Bett bringen Bringen Sie Ihr Kind wach ins Bett und verlassen Sie das Zimmer, bevor es eingeschlafen ist. Sonst verbindet es das Einschlafen beständig mit Ihrer Anwesenheit.	☐	☐
Kind selbst das Licht löschen lassen Lassen Sie Ihr Kind selbst das Licht ausschalten. Das stärkt das Kontrollempfinden und die Selbstständig-keit.	☐	☐

Sitzung 6

Hausaufgaben (Sitzung 6/E3)

... für Sie, die Eltern

Zum Abhaken

☐ 1. Halten Sie die Schlafhygieneregeln (Muss- und Kann-Regeln) mindestens solange ein, bis sich das Schlafproblem deutlich gebessert hat oder ganz verschwunden ist.

☐ 2. Wenden Sie die besprochenen Erziehungsstrategien, insbesondere im Umgang mit dem Schlafproblem Ihres Kindes, weiterhin an.

☐ 3. Wenn ein Problem auftaucht, für das Sie zunächst keine Lösung wissen, gehen Sie die Verhaltensanalyse durch und versuchen Sie dadurch, auf eine Strategie zu kommen.

☐ 4. Setzen Sie Ihr nächstes Ziel und Ihr selbst entwickeltes Belohnungssystem um.

☐ 5. Bitte führen Sie das Schlafprotokoll vollständig und korrekt.

☐ 6. Wenn Ihr Kind nach Hilfe beim Einschlafen verlangt, erinnern Sie es immer zuerst an die Inhalte seines Werkzeugkastens! Unterstützen Sie es stets dabei, selbstständig eine für sich passende Hilfe zu finden. Folgende Fragen können dabei hilfreich sein: »Was könnte dir denn jetzt dabei helfen? Was hast du gelernt? Was hat früher schon mal geholfen?«

☐ 7. Achten Sie darauf, dass Ihr Kind weiterhin regelmäßig seine Imaginationsübung- und Atemübungen macht. Am besten ist es, wenn Sie diese Übungen mit in das Belohnungssystem einbauen.

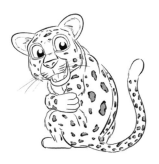

Viel Erfolg!

Stichwortverzeichnis

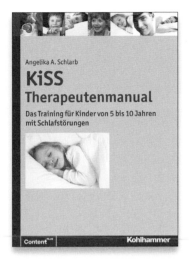

Angelika A. Schlarb

KiSS
Therapeutenmanual

**Das Training für Kinder
von 5 bis 10 Jahren mit Schlafstörungen**

*2014. 136 Seiten. Inkl. ContentPLUS. Kart.
€ 39,90
ISBN 978-3-17-021339-5
E-Book-Version (PDF): € 38,99
ISBN 978-3-17-023832-9*

Bei diesem sechs Sitzungen umfassenden Training werden die Kinder in die Therapie mit einbezogen; sowohl die Eltern als auch die Kinder erhalten je drei Sitzungen. Auf diese Weise werden die Kinder zur Bewältigung der Schlafproblematik – im Sinne der Selbstwirksamkeit – eingebunden. Hierbei hilft ihnen Kalimba, ein Zauberleopard, der den Kindern mit seinen magischen Flecken umfangreiche Hilfestellungen gibt. Die Eltern lernen, günstige Erziehungsstrategien einzusetzen und zu unterscheiden, ob eher Angst oder das Bedürfnis nach Einfluss oder Macht im Vordergrund der kindlichen Schlafproblematik steht und was sie als Eltern dagegen unternehmen können. Für den Therapeuten ist dieses Manual mit umfangreichen Hintergrundinformationen angereichert, so dass er gut differentialdiagnostisch unterscheiden und aufkommende Hindernisse in der Therapie bewältigen kann.

Prof. Dr. rer. nat. Angelika A. Schlarb, Dipl.-Psych., Université du Luxembourg. Zuvor wissenschaftliche Mitarbeiterin an der Abteilung für Klinische und Entwicklungspsychologie des Fachbereichs Psychologie der Universität Tübingen, Leitung der dortigen Ambulanz für Kinder und Jugendliche sowie für Schlafstörungen; federführende Entwicklung des o. g. Programms.

Leseproben und weitere Informationen unter www.kohlhammer.de

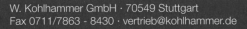

W. Kohlhammer GmbH · 70549 Stuttgart
Fax 0711/7863 - 8430 · vertrieb@kohlhammer.de

Kohlhammer

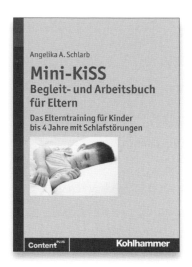

Angelika A. Schlarb

Mini-KiSS
Begleit- und
Arbeitsbuch für Eltern

Das Elterntraining für Kinder
bis 4 Jahre mit Schlafstörungen

2013. 152 Seiten. Inkl. ContentPLUS. Kart.
€ 29,90
ISBN 978-3-17-021538-2
E-Book-Version (PDF): € 28,99
ISBN 978-3-17-023828-2

Das nur sechs Sitzungen umfassende Therapiekonzept Mini-KiSS ist gut im Alltag anwendbar und stellt die typischen Probleme beim kindlichen Ein- und Durchschlafen dar. Dieses die Therapiesitzungen begleitende Elternmanual erlaubt den Eltern, sich während und nach der Therapie umfassend mit dem Thema auseinanderzusetzen. So können sie geeignete Erziehungsstrategien jederzeit nachlesen, sich über die Veränderungsprozesse bezüglich Nahrungsumstellung informieren und neu auftretende Probleme nochmals ressourcenorientiert angehen.
ContentPLUS enthält die Gruppenregeln, Gute-Nacht-Geschichten mit verschiedenen Fingerspiel- und Entspannungsmöglichkeiten, Schlaf- und Glückstagebuch sowie die Abbildungen des Manuals.

Prof. Dr. rer. nat. Angelika A. Schlarb, Dipl.-Psych., Université du Luxembourg. Zuvor wissenschaftliche Mitarbeiterin an der Abteilung für Klinische und Entwicklungspsychologie des Fachbereichs Psychologie der Universität Tübingen, Leitung der dortigen Ambulanz für Kinder und Jugendliche sowie für Schlafstörungen; federführende Entwicklung des o. g. Programms.

Leseproben und weitere Informationen unter www.kohlhammer.de

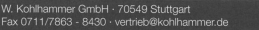

W. Kohlhammer GmbH · 70549 Stuttgart
Fax 0711/7863 - 8430 · vertrieb@kohlhammer.de

Kohlhammer

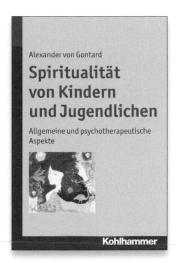

Alexander von Gontard

Spiritualität von Kindern und Jugendlichen

Allgemeine und psychotherapeutische Aspekte

2013. 160 Seiten mit 38 Abb. und 2 Tab. Kart.
€ 39,90
ISBN 978-3-17-021706-5
E-Book-Version (PDF): € 38,99
ISBN 978-3-17-023558-8

Spirituelle Erfahrungen sind bei Kindern und Jugendlichen häufig, Spiritualität ist dabei nicht an Religiosität gebunden. Solche Erfahrungen können sich in Erlebnissen des Staunens und Wunderns, in philosophischen Fragen, Weisheit, Verbundenheit mit anderen und dem »Sehen« von Unsichtbarem zeigen. Sie haben hohe persönliche emotionale Bedeutung. Oft wird Spiritualität bei jungen Menschen jedoch übersehen – im Leben wie auch in der Psychotherapie. Anhand klinischer Beispiele, Studien, historischer Dokumente und Autobiografien zeigt der Autor die Bedeutung von Spiritualität in der Entwicklung von Kindern und Jugendlichen allgemein sowie gezielt in der Psychotherapie auf. Das Buch richtet sich ebenso an Mitarbeiter aus sozialen, pädagogischen, psychotherapeutischen, psychologischen und ärztlichen Berufen wie an Eltern und interessierte Laien.

Prof. Dr. Alexander von Gontard ist Direktor der Klinik für Kinder- und Jugendpsychiatrie und Psychotherapie am Universitätsklinikum des Saarlandes (Homburg), Facharzt für Kinder- und Jugendpsychiatrie, Kinderheilkunde und Psychotherapeutische Medizin.

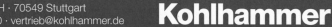

W. Kohlhammer GmbH · 70549 Stuttgart
Fax 0711/7863 - 8430 · vertrieb@kohlhammer.de

Kohlhammer

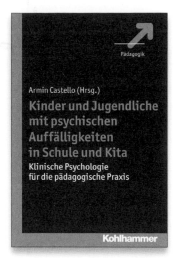

Armin Castello (Hrsg.)

Kinder und Jugendliche mit psychischen Auffälligkeiten in Schule und Kita

Klinische Psychologie
für die pädagogische Praxis

2013. 210 Seiten mit 10 Abb. und 2 Tab. Kart.
€ 27,90
ISBN 978-3-17-022475-9

Aus vielerlei Gründen sind Pädagogen zunehmend konfrontiert mit psychischen Auffälligkeiten und Störungen bei Kindern und Jugendlichen. Wissen über deren Ursachen, Häufigkeit und Entwicklung sowie zu den Möglichkeiten wirksamer Behandlungen ist pädagogisch von großer Bedeutung. Einerseits, um im Gespräch mit Eltern und Therapeuten als kompetente Gesprächspartner agieren zu können, andererseits als professionelles Handwerkszeug im Umgang mit den betroffenen Kindern und Jugendlichen. Dieses Buch vermittelt kompakt und verständlich grundlegende Informationen zu diesen Themen. Die besonderen Anforderungen für die pädagogische Arbeit mit Kindern und deren Familien in Schule, Kita und Familie werden diskutiert. Möglichkeiten professionellen pädagogischen Handelns werden anhand von Fallbeispielen und nach Themen geordnet praxisnah dargestellt.

Dr. Armin Castello ist Psychologischer Psychotherapeut und lehrt als Professor am Institut für Sonderpädagogik der Universität Flensburg.

Leseproben und weitere Informationen unter www.kohlhammer.de

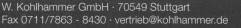

W. Kohlhammer GmbH · 70549 Stuttgart
Fax 0711/7863 - 8430 · vertrieb@kohlhammer.de

Kohlhammer